京都廣川"パザパ"薬学演習シリーズ⑪

pas à pas

衛生薬学演習
〔第 3 版〕

近畿大学准教授　緒方 文彦
近畿大学教授　　川﨑 直人
京都薬科大学教授　渡辺 徹志

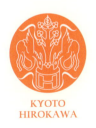

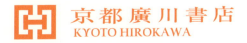

は じ め に

　多くの薬学生諸君にとって薬剤師国家試験に合格することは，6年かけて学習する最大の目標の1つであり，教職についている者にとっても学生諸君をそこに導くことは重要な使命の1つであると認識している．薬剤師国家試験では，その出題基準にも記されているとおり，「薬剤師として具備しなければならない基本的な知識，技能及び態度を評価する問題」が出題される．すなわち，国家試験問題を解くことにより講義や実習で学んだことのうち何が基本的なことなのかわかり，各自の知識のあいまいな部分に気付くことができる．一方，日々の講義や実習では，国家試験に出題されるような基本的な内容のみならず，薬学を修めた者が社会において行う専門業務で必要とされる知識や知っておくべき新しい内容についても取り上げられている．衛生薬学は，人の健康の維持・増進に貢献するための学問であり，社会生活との関連性が深く，学ぶ内容は栄養，食品衛生，保健統計，疾病予防，化学物質の毒性，環境衛生など多くの実践的な学問領域にわたっている．そうした基本的なレベル以上の発展的な内容の知識の確認，定着にも問題を演習として解くことは有効な手段だと考えられるが，これまでそのような問題集はほとんど出版されてこなかった．

　本書では，基本問題として過去の国家試験レベルの問題を，また，発展問題として基本的内容から一歩踏み込んだレベルの内容や，これまでに国家試験に出題されていない新しい内容に関する問題を取り上げた．この問題集は，薬剤師国家試験対策のみならず，日々の講義の復習や定期試験の準備に用いることを想定して作成されている．本書を利用して，薬剤師として必要とされる知識を身に付けていただけることを期待する．

　薬学教育6年制が発足して12年が過ぎ，衛生薬学領域で必要とされる知識や技能は，刻々と変化している．パザパ第3版の編集にあたっ

て，近年薬剤師国家試験に出題された過去問や時事問題を基礎問題として積極的に取り上げ，薬剤師が真に必要とする最新の知識を修得できるように工夫した．また，パザパ初版と第2版の出版に際して，大変なご尽力を頂いた故閔 庚善先生（元大阪大谷大学薬学部教授）の御遺志を引き継ぐ形で，単なる暗記に留まることなく，論理的思考力や問題解決能力を身に付けることのできる基礎問題や発展問題を多く取り上げた．さらに，最新の保健統計，感染症，予防接種，疫学手法および保健機能食品などに関する問題を作成するとともに，栄養素，食品添加物および人の健康障害の原因となる化学物質について，構造式を用いた問題を多く取り上げ，実際に出題された薬剤師国家試験を一部改訂した問題を取り入れた．今回の編集に際して，パザパ初版と第2版において，発展問題としていた多くの問題は基礎問題へと移動させる必要があり，改めて一歩踏み込んだ最新の新規問題が薬剤師国家試験で出題されていることを実感した．

　最後に本書を出版する機会を与えてくださった京都廣川書店 廣川重男社長に厚く御礼申し上げる．また，出版にあたり，種々ご尽力をいただいた清野洋司編集・制作部長，茂木悠佑氏をはじめとする編集部の方々に感謝する．

　2018年8月

著者一同

iii

目　　　次

第1章　保健衛生（渡辺徹志・川﨑直人）・・・・・・・・・・・・・・・・・・1

1-1　保健統計・・・2

1-2　疫学・・14

1-3　感染症・・27

1-4　疾病予防・・48

1-5　生活習慣病・・62

1-6　その他（学校保健，家庭用品，職業病）・・・・・・・・・・・・・・・・・73

第2章　食品衛生（川﨑直人）・・・・・・・・・・・・・・・・・・・・・・・・・・**81**

2-1　栄養素の種類と役割・・・・・・・・・・・・・・・・・・・・・・・・・・・・・・・・82

2-2　エネルギー代謝およびタンパク質の栄養評価・・・・・・・・・102

2-3　食事摂取基準・・・・・・・・・・・・・・・・・・・・・・・・・・・・・・・・・・・109

2-4　栄養素と疾病（ビタミンやミネラルの過不足を除く）・・・117

2-5　保健機能食品・・・・・・・・・・・・・・・・・・・・・・・・・・・・・・・・・・・120

2-6　食品の安全性・・・・・・・・・・・・・・・・・・・・・・・・・・・・・・・・・・・128

2-7　食品の腐敗と保存・・・・・・・・・・・・・・・・・・・・・・・・・・・・・・・139

2-8　食品添加物・・・・・・・・・・・・・・・・・・・・・・・・・・・・・・・・・・・・149

2-9　食中毒（細菌型およびウイルス型食中毒）・・・・・・・・・・・163

2-10　食中毒（自然毒食中毒）・・・・・・・・・・・・・・・・・・・・・・・・173

iv

第3章　環境衛生 （渡辺徹志）・・・・・・・・・・・・・・・・・・・・・・ **181**

3-1　水環境 （上水）・・・・・・・・・・・・・・・・・・・・・・・・・・・ 182

3-2　水環境 （下水）・・・・・・・・・・・・・・・・・・・・・・・・・・・ 198

3-3　室内環境・・・・・・・・・・・・・・・・・・・・・・・・・・・・・・・ 213

3-4　大気環境・・・・・・・・・・・・・・・・・・・・・・・・・・・・・・・ 223

3-5　生態系・地球規模の環境問題 （非電離放射線を含む）・・・ 239

3-6　廃棄物・公害・・・・・・・・・・・・・・・・・・・・・・・・・・・・ 259

第4章　化学物質の生体への影響 （緒方文彦）・・・・・・・・・ **275**

4-1　化学物質の代謝・・・・・・・・・・・・・・・・・・・・・・・・・・ 276

4-2　化学物質による発がん・・・・・・・・・・・・・・・・・・・・・ 299

4-3　化学物質の毒性評価・・・・・・・・・・・・・・・・・・・・・・・ 313

4-4　化学物質の毒性 （分類・試験法・法令）・・・・・・・・・・ 319

4-5　化学物質の毒性 （重金属）・・・・・・・・・・・・・・・・・・・ 325

4-6　化学物質の毒性 （農薬）・・・・・・・・・・・・・・・・・・・・ 331

4-7　化学物質の毒性 （有害物質）・・・・・・・・・・・・・・・・・ 340

4-8　化学物質の毒性 （麻薬・薬毒物）・・・・・・・・・・・・・・ 350

4-9　化学物質の毒性 （臓器別）・・・・・・・・・・・・・・・・・・・ 359

4-10　中毒と処置・・・・・・・・・・・・・・・・・・・・・・・・・・・・ 362

4-11　電離放射線・・・・・・・・・・・・・・・・・・・・・・・・・・・・ 372

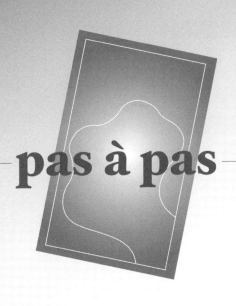

第1章

保健衛生

1-1 保健統計

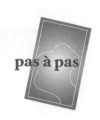

基本問題

問1 人口ピラミッドは，男女別，年齢階層別人口構成を表したグラフである．

問2 わが国の人口ピラミッドは，現在，つぼ型となっている．

問3 流動する人口の状態を特定の一定時点で調査して得られた構成や特性は人口動態といわれる．

問4 国勢調査は，人口の規模，構造などの特徴を明らかにするための人口動態調査である．

問5 国勢調査の結果は，生命表の作成に用いられる．

問6 国勢調査の対象者は，個人情報保護の観点から，正確に回答する義務がない．

問7 国勢調査は5年ごとの6月1日に実施される．

問8 外国人はすべて国勢調査の対象とならない．

1-1 保健統計   3

問 9 国勢調査年の人口を推計人口，その中間の年の人口を確定人口という．

問 10 年少人口指数は，（年少人口 / 総人口）×100 で表される．

問 11 従属人口指数は，〔（年少人口 + 老年人口）/ 総人口〕×100 で表される．

問 12 従属人口指数は，平成 12〜29 年の間で増加している．

問 13 平成 20 年以降の従属人口指数は，50 以下である．

問 14 老年人口指数は，（老年人口 / 生産年齢人口）×100 で表される．

問 15 老年化指数は，（老年人口 / 総人口）× 100 で表される．

問 16 わが国の老年人口指数は，100 以上である．

問 17 わが国の老年人口指数の増加速度は，欧米諸国に比べて遅い．

問 18 老年人口指数が上昇している原因として，出生率の低下および平均余命の延びがある．

問 19 平成 12 年以降，老年人口は年少人口より少ない．

問 20 生産年齢人口とは 18 歳以上 65 歳未満の人口のことである．

問 21 年齢 3 区分別人口における老年人口は，70 歳以上の人口のことである．

4

問 22 わが国の生産年齢人口は，将来，減少すると見込まれている．

問 23 平成 12 年以降，粗死亡率（人口 1,000 対）は 20 を超えている．

問 24 粗死亡率は，年齢構成の影響を受けるため，年齢構成の異なる集団の比較には適していない．

問 25 わが国の年齢調整死亡率の算出には，昭和 55 年モデル人口が基準人口として使用されている．

問 26 死亡率を年齢構成の異なる集団間で比較する場合，年齢構成の影響を除いた年齢調整死亡率が用いられる．

問 27 年齢調整死亡率で用いるモデル人口に比べて老年人口の割合が大きい地域では，一般に粗死亡率は年齢調整死亡率より小さい．

問 28 わが国では 1985 年以降，粗死亡率と年齢調整死亡率は上昇傾向を示している．

問 29 わが国では，今後 20 年間，人口は横ばいのまま推移すると予想されている．

問 30 世界人口の年平均人口増加率は低下しており，人口は減少傾向にある．

問 31 PMI とは 65 歳以上死亡割合のことであり，65 歳以上死亡数を全死亡数で除した値に 100 を乗じることで求められる．

1-1 保健統計 5

問 32 PMI は，人口や年齢構成がわからなくても算出できるため，国際的に健康水準を測る指標として利用される．

問 33 死産とは，妊娠満 12 週以後の死児の出産をいう．

問 34 周産期死亡数とは，妊娠 12 週以後の死産数と早期新生児死亡数を合計したものをいう．

問 35 わが国では 1985 年以降，周産期死亡率と乳児死亡率は上昇傾向を示している．

問 36 人口動態統計における周産期死亡率の計算において，（出産数＋早期新生児死亡数）が分母に用いられる．

問 37 乳児死亡率とは，年間の出生 1,000 に対する生後 6 か月未満の死亡数の割合をいう．

問 38 早期新生児死亡率とは，年間の出生 1,000 に対する生後 1 か月未満の死亡数の割合をいう．

問 39 新生児死亡率とは，年間の出生 1,000 に対する生後 3 か月未満の死亡数の割合をいう．

問 40 出産数とは出生数から死産数を差し引いた値をいう．

問 41 出生数から死亡数を差し引いた値は自然増加といわれ，人口 1,000 人当たりの比率を自然増加率という．

問 42 わが国では 1985 年以降，妊婦死亡率は上昇傾向を示している．

6

問 43 出生率とは人口 1,000 人当たりの 1 年間の出生数をいい，人口には毎年 6 月 1 日現在における人口が用いられる．

問 44 自然増加率は，出生率と死亡率の差から求められる．

問 45 人口増減率から将来の出生率を予測できる．

問 46 わが国において昭和 22 年（1947 年）から昭和 24 年（1949 年）頃に起こった出生率の上昇を第一次ベビーブームという．

問 47 わが国の人口統計では再生産年齢を 15〜65 歳としている．

問 48 純再生産率とは 1 人の女性が産む平均男女児数をいう．

問 49 合計特殊出生率（粗再生産率）とは 1 人の女性が一生の間に産む平均女児数をいう．

問 50 総再生産率とは 1 人の女性が一生の間に産む平均女児数をいう．

問 51 純再生産率が 2.1 のとき次世代の人口変化がない静止人口となり，2.1 を超えるとき将来人口は増加する．

問 52 わが国の総再生産率は平成 27 年現在，1.0 以下となっている．

問 53 乳児死亡率とは生後 4 週未満の死亡数を出生数で除し，1,000 を乗じた値である．

問 54 母子保健統計では，生後 4 週未満を早期新生児，生後 6 か月未満を新生児という．

1-1 保健統計 7

問 55 早期新生児死亡は，先天奇形，変形および染色体異常や周産期に発生した病態といった先天的な原因による場合が多い．

問 56 わが国における乳児死亡率の改善については，早期新生児死亡率の低下が大きく寄与している．

問 57 先進国では今後，乳児死亡率のさらに大幅な低下が予想される．

問 58 わが国においては早期新生児死亡数に比べ，妊娠 22 週以降の死産数の方が少ない．

問 59 平均寿命とは 0 歳平均余命のことであり，WHO が国際間の健康水準を比較するために用いることを推奨している．

問 60 平均寿命は，男女それぞれの年齢別生存率から求められる．

問 61 ある年齢における平均余命は，その年の平均寿命から年齢を差し引くことで算出される．

問 62 わが国において，1947 年から 1960 年にかけて起こった平均寿命の著しい延伸は，0〜4 歳の感染性疾患による死亡率の低下と 10 歳代の不慮の事故による死亡率の低下が主な原因である．

問 63 わが国において，1947 年から 1960 年にかけて起こった平均寿命の著しい延伸は，20 歳代の結核による死亡率の低下と 40 歳代の脳血管疾患による死亡率の低下が主な原因である．

問 64 平成 27 年における，わが国の死因の第 1 位は悪性新生物，第 2 位は脳血管疾患，第 3 位は肺炎である．

8

問 65 平成 27 年における，わが国の死因の第 1 位は，1〜19 歳では不慮の事故，20〜39 歳では悪性新生物である．

問 66 平成 27 年における，40 歳以上のすべての年齢階級で，死因別死亡率の第 1 位は悪性新生物である．

問 67 有病率とは，観察期間内に対象集団から観察された新発生患者数を，その期間の中央時点における対象人口で除したものである．

問 68 罹患率とは，ある時点における疾病異常者数をその時点の対象集団人口で除したものである．

発展問題

問 69 人口ピラミッドがピラミッド型を示す場合には人口増加傾向であり，つぼ型の場合には人口静止状態にある．

問 70 ピラミッド型は出生率と死亡率がともに高く，つりがね型は出生率と死亡率がともに低い状態である．

問 71 多産多死から少産少死への転換のことを人口転換といい，わが国では進みつつある．

問 72 人口爆発とは人口の急激な増加をいい，1970 年代には年 2 ％以上の増加率を示していた．

問 73 人口爆発は，発展途上国において多産少死から多産多死へと移行したことが原因である．

1-1 保健統計

問74 自然増加率は人口が増加しているとき負の値となり，一定期間内での人口変動を把握することができる．

問75 わが国の生命表には，完全生命表と簡易生命表の2種類がある．

問76 慢性疾患の蔓延状況は，その疾患の罹患率だけで把握できる．

問77 有訴者とは入院患者を含まない世帯員のうち，病気やけがなどで自覚症状のある者をいう．

問78 国民生活基礎調査は，厚生労働省が国民生活の基礎事項を把握することを目的に，医療機関を介して実施されている．

問79 患者調査は，全国の医療機関を利用する患者の傷病などの状況を把握するために実施されている．

問80 死因統計にはWHOの「疾病および関連保健問題の国際統計分類」（ICD-10）が適用されている．

解答

10

1-1 保健統計　解答

基本問題

問1　○，問2　○

問3　×　人口動態ではなく，人口静態といわれる．

問4　×　人口静態調査である．

問5　○

問6　×　回答する義務がある．

問7　×　5年ごとの10月1日に実施される．

問8　×　3か月以上定住している外国人は調査対象となる．

問9　×　国勢調査年の人口を確定人口，そのほかの年の人口を推計人口という．

問10　×　（年少人口/生産年齢人口）×100で表される．

問11　×　〔（年少人口＋老年人口）/生産年齢人口〕×100で表される．

問12　○

問13　×　平成29年で74.8であり，50以上である．

問14　○

問15　×　（老年人口/年少人口）×100で表される．

問16　×　平成29年で51.5であり，100以上ではない．

問17　×　欧米諸国に比べて速い．

問18　○

問19　×　年少人口より多い．

問20　×　15歳以上65歳未満の人口のことである．

問21　×　65歳以上の人口である．

問22　○

問23　×　平成29年の粗死亡率は，10.8であり，20は超えていない．

問24　○

問25　×　昭和60年モデル人口が用いられる．

問26　○

1-1 解 答

問 27　×　粗死亡率は年齢調整死亡率より大きい.

問 28　×　年齢調整死亡率は，下降傾向である.

問 29　×　今後，人口は減少すると予想されている.

問 30　×　世界人口は増加傾向にある.

問 31　×　PMI とは 50 歳以上死亡割合のことであり，50 歳以上死亡数を全死亡数で除した値に 100 を乗じることで求められる.

問 32　○，問 33　○

問 34　×　妊娠 22 週以後の死産数と早期新生児死亡数を合計したものをいう.

問 35　×　周産期死亡率と乳児死亡率は，下降傾向である.

問 36　×　(出生数 + 妊娠満 22 週以降の死産数) である.

問 37　×　乳児死亡率とは，生後 1 年未満の死亡数の割合である.

問 38　×　早期新生児死亡率は，生後 1 週未満の死亡数の割合である.

問 39　×　新生児死亡率は，生後 1 か月未満の死亡数の割合である.

問 40　×　出生数とは出産数から死産数を差し引いた値をいう.

問 41　○

問 42　×　下降傾向である.

問 43　×　毎年 10 月 1 日現在における人口が用いられる.

問 44　○

問 45　×　人口増減率から将来の出生率を予測することはできない.

問 46　○

問 47　×　15～49 歳としている.

問 48　×　1 人の女性が残す次世代の母親となりうる平均女児数をいう.

問 49　×　平均男女児数をいう.

問 50　○

問 51　×　1.0 のとき静止人口となり，1.0 を超えるとき将来人口は増加する.

問 52　○

12

問 53 × 生後 1 年未満の死亡数を出生数で除し，1,000 を乗じた値である．

問 54 × 生後 1 週未満を早期新生児，生後 4 週未満を新生児という．

問 55 ○，**問 56** ○

問 57 × 先進国では，既に乳児死亡率は低く，今後さらに大幅に低下することは予想されない．

問 58 × 妊娠 22 週以降の死産数の方が多い．

問 59 × 国際間の健康水準の比較には，0 歳平均余命ではなく，1 歳平均余命が用いられる．

問 60 ○

問 61 × 平均余命は，平均寿命から年齢を差し引くことでは算出できない．

問 62 × 10 歳代の不慮の事故による死亡率の低下は，主な原因ではない．

問 63 × 40 歳代の脳血管疾患による死亡率の低下は，主な原因ではない．

問 64 × 第 2 位は心疾患である．

問 65 × 20〜39 歳においては自殺である．

問 66 × 90 歳以上では心疾患や老衰である．

問 67 × 有病率とは，ある時点における疾病異常者数をその時点の対象集団人口で除したものである．

問 68 × 罹患率とは，観察期間内に対象集団から観察された新発生患者数を，その期間の中央時点における対象人口で除したものである．

発展問題

問 69 × 人口ピラミッドがつぼ型の場合，人口減少状態にある．

問 70 ○

問 71 × わが国の人口転換は，既に完了している．

1-1 解 答

問 72 ○

問 73 × 多産多死から多産少死への移行が原因である.

問 74 × 負の値ではなく正の値となる.

問 75 ○

問 76 × 罹患率だけでなく,有病率が重要である.

問 77 ○

問 78 × 世帯に対して実施されている.

問 79 ○,**問 80** ○

1-2 疫学

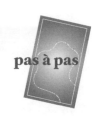

基本問題

問1 流行とは，問題とする疾患の，時と人と場所における異常な集積をいう．

問2 疫学の三要因のうち，ウイルスと感染経路は病因である．

問3 疫学の三要因のうち，遺伝子や液性免疫は宿主要因である．

問4 非感染性疾患の場合でも，その発生に関連を持つリスクファクターを同定できれば，必ず予防できる．

問5 病原体が不明な場合，疫学調査の結果から予防対策をたてることができない．

問6 実験動物に食物繊維を与え，その発がん抑制効果を判定するのは前向きコホート研究である．

問7 肺がん患者と健常者について，過去の喫煙歴を調査するのは，前向きコホート研究である．

問 8　問題とする疾病や健康事象の発生の頻度を観察し，その集積性を明らかにするために要因仮説を設定することは，分析疫学である．

問 9　介入研究とは，要因を人為的に与えたり，取り除いたりして，疾病の発生率がどのように変化するかを直接的に観察する方法である．

問 10　病因，宿主要因および環境要因を疫学の三要因という．

問 11　要因 − 対照研究は，ある要因に曝露されている群と要因に曝露されていない群について過去にさかのぼって疾病の発生状況を追跡調査する方法である．

問 12　相対危険度とは集団への影響の大きさを表し，寄与危険度とは個人への影響の大きさを表す．

問 13　寄与危険度とは要因が疾病発生に作用する影響の強さを表す指標であり，リスク要因により疾病の危険を何倍に高めるかを示すものである．

問 14　要因曝露者の罹患率から要因非曝露者の罹患率を差し引いた値が相対危険度である．

問 15　相対危険度は，要因を除くことで罹患率をどの程度減少できるかという指標となる．

問 16　相対危険度やオッズ比の値が大きくなるほど要因と疾病との関連性が弱いと考えられる．

16

問 17 症例－対照研究は，一般に，後ろ向き調査として行われる．

問 18 症例－対照研究では，要因の曝露情報の偏り（バイアス）は小さく，信頼度は高い．

問 19 症例－対照研究では，寄与危険度を直接算出できる．

問 20 症例－対照研究は，発生がまれな疾患の調査にも適用できる．

問 21 症例－対照研究では，寄与危険度の近似値であるオッズ比が算出できる．

問 22 要因を有する集団の累積罹患率を A，対照集団の累積罹患率を B としたとき，A/B をオッズ比という．

問 23 要因－対照研究は症例－対照研究に比べ調査期間が長く，費用，労力ともに大きい．

問 24 相対危険度やオッズ比が高く，量－反応関係が成り立つ場合の因果関係の判定基準は，関連の強固性といわれる．

問 25 ある集団を対象に生活習慣とがんの罹患状況をある一時点で同時に調査し，喫煙者では喉頭がんの有病率が高いという結果を得た．この研究は，縦断研究であり，その結果から，喫煙は喉頭がんのリスクファクターであることがわかる．

1-2 疫 学

問 26 アスベスト作業者とその対照者（年齢構成調整済み）について，アスベスト曝露および喫煙と肺がん死の関係についてのコホート調査が実施され，表の結果が得られた．喫煙習慣とアスベスト曝露の両リスク要因を有する集団の対照集団に対する肺がん死の相対危険度は 16.7 である．

アスベスト曝露と喫煙に関する肺がん死コホート調査結果

	アスベスト曝露	
	あり	なし
非喫煙群	53	18
喫煙群	301	128

注）表中の数字は死亡者数/10 万人年対

問 27 下表は，低体重児を出産した 100 例と，対照として非低体重児を出産した 100 例について，妊婦の妊娠中の喫煙状況との関係に関する症例－対照研究調査の結果を示している．妊娠中の喫煙による低体重児出産の相対危険度は，20/100 と 14/100 の比である．

		低体重児出産（人）	非低体重児出産（人）
妊娠中の喫煙	あり（人）	20	14
	なし（人）	80	86
計（人）		100	100

問 28 肝細胞がんの患者 100 人，および対照群として別の病気の患者 200 人を選び出し，抗 HCV 抗体の有無を調べた．その結果，肝細胞がん患者の 80 人，対照群の 20 人が抗体陽性者であった．この調査から求められる肝細胞がん発症における HCV 感染歴のオッズ比は 16 である．

問 29 ある疾病による死亡のリスク要因Aについて，要因 - 対照研究（コホート研究）を行ったところ，その疾病による死亡率と年齢との間に下図のような関係が認められたとする．要因Aの相対危険度は年齢の影響を受けない．

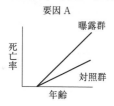

問 30 表AのPMS（製造販売後調査）では3,000例の調査をしたことにより，治験では見つけられなかったニューモシスチス肺炎の発症を見出すことができた．

表A

調査項目	副作用の発現頻度（例数）	
	治験（N=300）	PMS（N=3,000）
結核	2	45
COPD（慢性閉塞性肺疾患）	2	50
ニューモシスチス肺炎	0	3
細菌性肺炎	6	60
皮膚感染症	3	30

問 31 表Aにおいて，治験とは異なり，PMSにおいてCOPD（慢性閉塞性肺疾患）の発現率が高くなったのは，PMSの対象患者に喫煙者が多かったことが一因と推定される．

問 32 表Aにおいて，治験とは異なり，PMSにおいて結核の発現率が高くなったのは，PMSの対象患者に後期高齢者が多かったことが一因と推定される．

1-2 疫 学 *19*

問 33 表 A において，いずれの肺炎の発現頻度も，治験の段階より PMS の段階の方が高くなることがわかった．

問 34 PMS は副作用の発現を調べることが目的であり，有効性に関する調査は行われない．

問 35 下表は遺伝子型と疾患との関係を調査した結果である．この疾患の発症に関して，遺伝子型 TT の，その他の遺伝子型に対するオッズ比に最も近い値は 12 である．

遺伝子型	健常人（人）	患者（人）
AA	120	104
AT	78	114
TT	2	20

問 36 表 B は喫煙と疾病罹患の要因 − 対照研究の結果を示したものである．表 B において相対危険度が最も高い疾患は虚血性心疾患である．

表 B

	罹患率（対 10,000 人）	
	喫煙者	非喫煙者
肺がん	414	115
慢性気管支炎	153	85
虚血性心疾患	1,491	994
肝硬変	30	25

問 37 表 B において，寄与危険度が最も高い疾患は，慢性気管支炎である．

20

問38 表Bの結果から，相対危険度が最も高い疾患は肝硬変である．

問39 表Bの結果から，喫煙と疾病罹患の関連性が最も強い疾患は肺がんである．

問40 表Bの結果から，喫煙をやめると，罹患しなくなると想定される人数が最も多い疾患は虚血性心疾患である．

問41 表Cはコーヒーの摂取および喫煙と肺がんの発症との関係を調査した結果である．表Cにおいて，喫煙（1日5本以上）による肺がん発症の相対危険度は2.0と計算される．

表C

コーヒー摂取 （1日4杯以上）	喫煙 （1日5本以上）	対象人数（人）	肺がん 発症人数（人）
有り	有り	3,000	30
	無し	2,000	5
無し	有り	2,000	20
	無し	3,000	15

問42 表Cにおいて，喫煙1日5本未満の者では，コーヒー摂取（1日4杯以上）が肺がん発症の相対危険度を上昇させることがわかる．

問43 表Cにおいて，喫煙者（1日5本以上）の肺がん発症の相対危険度に，コーヒー摂取は影響を与えないことがわかる．

問44 表Cにおいて，コーヒー摂取1日4杯未満かつ喫煙1日5本未満である群が，最も肺がんの罹患率が低いことがわかる．

1-2 疫 学

問45 表Dは喫煙と脳血管疾患の年齢階級別発生率を調査した結果である．この表は，症例−対照研究の結果を示している．

表D

年齢（歳）	脳血管疾患の発生率（対1,000人）		相対危険度	寄与危険度（対1,000人）
	喫煙者	非喫煙者		
45〜49	29.7	7.4	4.0	22.3
50〜54	37.0	17.2	2.2	19.8
55〜59	64.7	27.9	2.3	36.8
60〜64	76.9	47.4	1.6	29.5
65〜69	110.4	80.2	1.4	30.2
全年齢階級			2.0	24.1

問46 表Dにおいて，相対危険度は，喫煙をやめることによって脳血管疾患発症数がどれくらい減少できるかを示している．

問47 表Dにおいて，すべての年齢群のうち，55〜59歳の群は，喫煙が脳血管疾患を発症させるリスクが最も高いと考えられる．

問48 表Dにおいて，65〜69歳の群の相対危険度の値がすべての年齢群の値より低いのは，加齢によって脳血管疾患の発症率が喫煙の有無にかかわらず高くなるためであると考えられる．

問49 表Dにおいて，喫煙と脳血管疾患発症率との関係を解析する上で，年齢が交絡因子となっている．

22

発展問題

問 50 無作為に抽出した 5 歳の健康な男児 10,000 人について，肥満との関係が疑われている，ある遺伝子を調べたところ，2,000 人に変異が認められた．15 年後に，この 10,000 人が肥満かどうかを調べ，以下の結果を得た．このとき，この遺伝子の変異は肥満になるリスクを 3 倍に高める．

（単位：人）

	遺伝子変異		計
	あり	なし	
肥満	600	800	1,400
肥満でない	1,400	7,200	8,600
計	2,000	8,000	10,000

問 51 人口約 1 億 2,800 万人の A 国では，2017 年末までの疾患 B 患者登録者は 64,000 人で，そのうち 2017 年の新規疾患 B 患者登録者は 6,400 人であった．2017 年における A 国の疾患 B の罹患率（人口 10 万対）は，4 である．

問 52 ある職場で喫煙と歯周病についての疫学調査を行った．歯周病のある 180 人中で，120 人は喫煙者であった．一方，歯周病のない 180 人中で，喫煙者は 60 名であった．歯周病に対する喫煙のオッズ比は 4 である．

問 53 がんに対する予防効果を調べる目的で，ある集団に一定量の食品を摂取させ，追跡調査をするのは前向きコホート研究である．

問 54 飲酒者と非飲酒者について追跡調査し，大腸がんの累積罹患率を比較するのは前向きコホート研究である．

1-2 疫 学

問 55 要因が異なる集団に対して調査を行い，それ以外の要因をできる限り統制して各年齢群を比較する研究を横断研究という．

問 56 疫学調査において，ある集団を長期間観察する場合，途中で追跡不能となった人や新規参入者を観察期間に組み入れることがあり，開放コホートといわれる．

問 57 要因－対照研究は症例－対照研究に比べ要因に関する情報の信頼度が低い．

1-2 疫学 解答

基本問題

問1 ○

問2 × ウイルスは病因であるが，感染経路は環境要因である．

問3 ○

問4 × 遺伝性疾患などの場合には，予防できない．

問5 × 予防対策をたてることができる．

問6 × 動物実験は疫学ではない．

問7 × 症例－対照研究である．

問8 × 記述疫学である．

問9 ○，問10 ○

問11 × 将来にわたって追跡調査する方法である．

問12 × 相対危険度とは個人，寄与危険度とは集団への影響の大きさを表す．

問13 × 寄与危険度とはリスク要因の曝露により疾病がどれだけ増加したかを表す指標となる．

問14 × 寄与危険度である．

問15 × 罹患率をどの程度の割合で減少できるかという指標となる．

問16 × 相対危険度やオッズ比の値が大きくなるほど要因と疾病との関連性が強いと考えられる．

問17 ○

問18 × 要因の曝露情報の偏り（バイアス）は大きく，信頼度は低い．

問19 × 算出できない．

問20 ○

問21 × 相対危険度の近似値であるオッズ比が算出できる．

問22 × 相対危険度という．

問23 ○，問24 ○

1-2 解 答

問 25 × この研究は，横断研究であり，その結果から，喫煙と喉頭がんの因果関係は不明である.

問 26 ○

問 27 × 症例－対照研究なので，相対危険度は算出できない.

問 28 × $(80 × 180) / (20 × 20) = 36$ である.

問 29 ○，**問 30** ○，**問 31** ○，**問 32** ○

問 33 × ニューモシスチス肺炎は高くなっているが，細菌性肺炎では高くなっていない.

問 34 × 有効性に関する調査も行われる.

問 35 × $(20 × 198) / (2 × 218) = 9.08$ である.

問 36 × 肺がんである.

問 37 × 虚血性心疾患である.

問 38 × 肺がんである.

問 39 ○，**問 40** ○

問 41 × $(50/5000) / (20/5000) = 2.5$

問 42 × 低下させることがわかる.

問 43 ○

問 44 × コーヒー摂取1日4杯以上かつ喫煙1日5本未満である群が最も低い.

問 45 × 要因－対照研究である.

問 46 × 喫煙が脳血管疾患を発症させるリスクを何倍に高めるかを示している.

問 47 × 45～49 歳の群である.

問 48 ○，**問 49** ○

発展問題

問 50 ○

問 51 × 罹患率は，$6,400/128,000,000×100,000 = 5$ である.

問 52 ○

26

問 53 × 介入研究である.

問 54 ○

問 55 × 横断研究は, ある集団のある一時点での疾病 (健康障害) の有無と要因の保有状況を同時に調査し, 関連を明らかにする方法をいう.

問 56 ○

問 57 × 信頼度は高い.

1-3 感染症

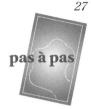

基本問題

問1 日和見感染とは,病原体が変異することによりその感染力が強くなったときに起こる感染である.

問2 感染が起こっても発病に至らないものを,顕性感染という.

問3 感染症には個人防御的対策が重要である.

問4 検疫法は,わが国に常在しない病原体が船舶,航空機を介して国内に侵入するのを防ぐための法律である.

問5 A型肝炎,痘そうおよび咽頭結膜炎は,すべてDNAウイルスが原因となりうる感染症である.

問6 一類感染症は,特定職業への就業によって感染症の集団発生を起こしうる感染症のことである.

問7 三類感染症の患者は,第二種感染症指定医療機関に入院しなければならない.

問8 一類感染症の対象疾患は,すべてウイルスが病因の疾患である.

28

問 9 三類感染症の対象疾患は，すべて細菌が病因の疾患である．

問 10 一〜四類感染症は，すべて全数把握対象疾患である．

問 11 一〜四類感染症の患者は，すべて特定業種への就業が制限される．

問 12 四類および五類感染症の対象疾患は，いずれも人から人へ直接感染することはない．

問 13 新感染症の患者は，第一種感染症指定医療機関に原則として入院しなければならない．

問 14 指定感染症とは，一類感染症から三類感染症に分類されない既知の感染症であっても，一類から三類に準じた対応の必要性が生じた場合に，政令により1年間の限定で指定されたものをいう．

問 15 急性灰白髄炎とコレラは，感染症法における二類感染症である．

問 16 ペストとウエストナイル熱は，感染症法における一類感染症である．

問 17 エボラ出血熱は一類感染症に分類され，その患者や無症状病原体保持者は，原則として入院等の措置がとられる．

問 18 ポリオ，ペスト，痘そうは，すべて一類感染症である．

問 19 結核，ジフテリア，ポリオは，すべて二類感染症である．

1-3 感染症

問 20 腸チフス，パラチフス，発疹チフスは，すべて三類感染症である．

問 21 ペストは蚊が媒介となる感染症で，抗生物質により治療できる．

問 22 ダニが媒介する感染症として，重症熱性血小板減少症候群（SFTS）およびツツガムシ病がある．

問 23 現在，わが国において種痘ワクチンが実施されている．

問 24 エボラ出血熱と MERS（中東呼吸器症候群）の病原体はウイルスであり，自然宿主である野生動物を介して感染が拡大する．

問 25 エボラ出血熱と MERS（中東呼吸器症候群）を発症した際の致死率は 5% 未満であり，検疫感染症に指定されている．

問 26 重症急性呼吸器症候群（SARS）はコロナウイルスが原因であり，人から人への飛沫感染が主たる感染経路と考えられている．

問 27 重症急性呼吸器症候群（SARS）の拡大防止には，患者多発地域からの帰国者を一定期間，経過観察することが重要である．

問 28 急性灰白髄炎は原因ウイルスが経口感染するが，その大部分は顕性感染である．

問 29 急性灰白髄炎のワクチンとしては，不活化ワクチンが用いられている．

30

問 30 結核は経口感染し，多剤耐性菌の出現を抑えるために直接服用確認療法（DOTS）が実施されている．

問 31 結核対策の見直しにより，結核予防法は廃止されて感染症法に統合されている．

問 32 水痘および結核の院内感染を予防するために，陰圧個室に患者を収容するなど空気感染対策をとる必要がある．

問 33 わが国の結核患者数や死亡者数は，ほかの先進国に比べ少ない．

問 34 腸管出血性大腸菌はベロ毒素を産生し，比較的少ない菌量でも食中毒を発症する．

問 35 コレラは三類感染症に分類され，その患者や無症状病原体保持者に対し，特定職種への就業制限等がとられる．

問 36 腸管出血性大腸菌は，二次感染を起こさない．

問 37 腸管出血性大腸菌感染症は，新興感染症の１つである．

問 38 腸管出血性大腸菌感染症は，感染症法における二類感染症である．

問 39 腸管出血性大腸菌 O157 は，グラム陽性桿菌である．

問 40 コレラの主な症状は，発熱である．

問 41 コレラの有効な治療法は，水分と電解質の補給である．

1-3 感染症 *31*

問 42 ジカウイルス感染症およびクロイツフェルト・ヤコブ病は，動物，飲食物等の物件を介してヒトに感染し，国民の健康に影響を与えるおそれのある感染症である．

問 43 中東呼吸器症候群（MERS）およびデング熱の主な対応・措置としては，媒介動物の輸入規制，消毒等の対物措置がある．

問 44 先進国における A 型肝炎の患者は，発展途上国への旅行により罹患することが多い．

問 45 A 型肝炎および B 型肝炎は経口感染する．

問 46 C 型肝炎および麻しんは，血液を介して感染する．

問 47 B 型肝炎ウイルスは，主に母乳を介して感染する．

問 48 肝細胞がんによる死亡者の多くは，C 型肝炎ウイルスの持続感染者（キャリア）である．

問 49 B 型肝炎および C 型肝炎は，輸血によりまん延したことがある．

問 50 A 型肝炎ウイルスの持続感染者（キャリア）は，B 型肝炎や C 型肝炎に比べて多い．

問 51 B 型肝炎ウイルスは，失活しやすく感染力が弱いため，医療施設内で感染することはない．

問 52 E 型肝炎ウイルスは，主に輸血により感染する．

32

問 53 ヒト免疫不全ウイルスは，産道感染することはない．

問 54 ウイルス以外の病原体は，経胎盤感染しない．

問 55 淋菌は，産道感染する．

問 56 B 型および C 型の肝炎は四類感染症に分類され，動物や飲食物を介して人に感染する．

問 57 梅毒および軟性下疳の病原体は，ウイルスである．

問 58 2010 年以降，性器クラミジア感染症の患者数は，性感染症の中で淋菌感染症に次いで多い．

問 59 新生児の心臓奇形と難聴のリスクは，梅毒トレポネーマへの感染により高くなる．

問 60 妊娠初期にサイトメガロウイルスに初感染すると，母子感染を起こすことがある．

問 61 HIV の母子感染を防ぐため，ワクチンの接種が推奨されている．

問 62 トキソプラズマ感染による先天異常は，ワクチンにより防ぐことができる．

問 63 B 型肝炎ウイルスは，母体にワクチンを接種することにより，胎児への感染を防ぐことができる．

1-3 感染症

問 64 B型肝炎については，輸血を介した新規の患者数も増え続けている．

問 65 淋菌感染症の患者数は公衆衛生の向上により30年前に比べ激減しており，平成20年以降感染の報告はない．

問 66 梅毒の予防に有効なワクチンが実用化されている．

問 67 B型肝炎ウイルスはキャリアとの性行為により感染するため，その予防にはコンドームの使用が有効である．

問 68 梅毒および淋菌感染症は，感染症発生動向調査において全数把握対象疾患として規定されている．

問 69 2010年以降，梅毒の患者数が増加しているが，その治療には抗ウイルス薬ラミブジンが有効である．

問 70 HIV感染症および梅毒は，いずれも五類感染症の中で全数把握が必要な感染症である．

問 71 カンジダ属菌は常在真菌であり，日和見感染を引き起こす．

問 72 腟カンジダ症は，感染症法で五類感染症に分類され，性交感染がない女性にも発症することがある．

問 73 腟カンジダ症は，女性から男性へ感染しない．

問 74 AIDSは，感染症法における二類感染症である．

34

問 75 わが国における，最近の新規 HIV 感染の主な経路は母子感染である．

問 76 新規 HIV 感染者の大半は男性であり，異性との性的接触によるものが最も多い．

問 77 AIDS の特徴的疾患は，ニューモシスチス肺炎やカポジ肉腫などである．

問 78 HIV は血液および分泌液から感染し，性交感染，垂直感染，輸血や血液製剤からの感染がある．

問 79 HIV は熱に弱く，56℃，30 分ほどで完全に死滅する．

問 80 HIV 感染は結核のリスクファクターとなる．

問 81 B 型インフルエンザには亜型が存在し，宿主として人だけでなく多くの哺乳類および多種類のトリに広く分布している．

問 82 2010 年における新型インフルエンザの原因は，インフルエンザ菌によるものである．

問 83 献血血液の抗体検査は，インフルエンザが対象となっている．

問 84 高病原性鳥インフルエンザの H5N1 型および H7N9 型は，いずれも感染症法では二類感染症に分類されている．

1-3 感染症 *35*

問 85 インフルエンザウイルスはガーゼマスクの網目を容易に通過できる大きさであるが，その着用により飛沫の拡散を防ぐことができる．

問 86 インフルエンザは空気感染するので，手指を塩化ベンザルコニウム溶液で消毒しても予防できない．

問 87 新型インフルエンザウイルスは，毎年流行する季節性のウイルスとは抗原性が大きく異なり，ほとんどの人は抗体を持っていない．

問 88 新型インフルエンザの感染者は，感染症法で原則入院と定められている．

問 89 高病原性鳥インフルエンザの病原体は，一般的な加熱では死滅しない．

問 90 クリプトスポリジウム症の病原体は細菌であり，塩素消毒に対して抵抗性を示すが，煮沸により死滅する．

問 91 クリプトスポリジウムは経気道感染し，主症状として水様性下痢を示す．

問 92 メチシリン耐性黄色ブドウ球菌は院内感染し，メチシリンのみに耐性を示す．

問 93 MRSA は感染症法において，特定の職業への就業規制によって集団発生を起こしうる感染症とされている．

問 94 MRSA は感染症法に基づき，患者は状況に応じて第二種感染症指定医療機関に入院しなければならない．

問 95 MRSA の消毒には，消毒用エタノールや次亜塩素酸ナトリウムが有効である．

問 96 MRSA は院内感染を起こす代表的な細菌であり，院内の耐性菌として検出される細菌のうち最も大きな割合を占めている．

問 97 外来患者から検出される黄色ブドウ球菌のうち，MRSA は 80 % 以上を占める．

問 98 バンコマイシン耐性腸球菌はバンコマイシンのみに耐性を示す腸球菌の総称であり，日和見感染する．

問 99 HBV および HIV は産道感染する．

問 100 HIV は母乳および経胎盤感染する．

問 101 母乳を介した垂直感染を防ぐ対策がなされる病原体として，ヒト T 細胞白血病ウイルスおよび C 型肝炎ウイルスがある．

問 102 レジオネラ症は，下痢を主症状とする．

問 103 レジオネラ・ニューモフィラおよび緑膿菌は，日和見感染の原因となる病原体である．

問 104 空調設備の冷却塔や貯湯タンクなどのレジオネラによる汚染は，レジオネラ症の原因となる．

1-3 感染症

問 105 クロイツフェルト・ヤコブ病は, 危険性が高い感染症と考えられ, 感染症法では二類感染症に分類されている.

問 106 ウシ海綿状脳症 (狂牛病) の原因である異常プリオンは, 煮沸により失活する.

問 107 クロイツフェルト・ヤコブ病は, 脳外科手術での硬膜移植による感染例が知られている.

問 108 アデノウイルスは, 消毒が不十分なプールで発生しやすい感染症の病原体である.

問 109 ヘリコバクター・ピロリは, 日和見感染症の原因となる.

問 110 蚊によって媒介されるウイルス感染症として, デング熱, ウエストナイル熱, マラリアがある.

問 111 世界的に, マラリアによる死亡者は, ほとんどみられなくなった.

問 112 ディフィシル菌による偽膜性大腸炎は, 糞口感染を含む接触感染により, 院内感染が拡大しやすい.

問 113 ディフィシル菌による偽膜性大腸炎は, 抗菌薬の連続投与により発症する場合がある.

問 114 ディフィシル菌による偽膜性大腸炎の発症を確認した場合, 使用している抗菌薬の投与量を増やすことが望ましい.

38

問115 手足口病は，小児がかかりやすい急性ウイルス性感染症である．

発展問題

問116 特定感染症指定医療機関は，新感染症，一類感染症，二類感染症，新型インフルエンザ等感染症の患者の入院を担当する．

問117 第一種感染症指定医療機関は，二類感染症の患者の入院を担当しない．

問118 第二種感染症指定医療機関は，新型インフルエンザ等感染症の患者の入院を担当しない．

問119 結核指定医療機関とは，結核患者の医療を担当する病院，診療所，薬局などをいう．

問120 感染症法において痘そうウイルス，クリミア・コンゴ出血熱ウイルスは，「1種病原体等」に分類される．

問121 感染症法において「2種病原体等」に分類される病原体は，すべて二類感染症の病原体である．

問122 何人も，感染症法における「3種病原体等」を所持し，輸入し，譲渡し，または譲り受けてはならない．

問123 新感染症とは人から人に感染するものであり，危険性が極めて高いと認められる感染症で，政令で1年間に限定して指定される．

1-3 感染症

問 124 新感染症，一類感染症，二類感染症の治療に要する医療費はすべて医療保険の適用外であるが，公費により支出される．

問 125 三類感染症や四類感染症の医療費は医療保険が適用されるが，自己負担がある．

問 126 南米出血熱，ペスト，インフルエンザ，デング熱は，すべて検疫感染症である．

問 127 一類感染症のウイルス性出血熱の原因ウイルスは，すべてDNA ウイルスであり，検疫感染症に指定されている．

問 128 結核菌は主にマクロファージに寄生するため，細胞性免疫は効果が小さく，体液性免疫が主となっている．

問 129 結核の患者は，激しい咳を主症状とするため必ず隔離の必要がある．

問 130 重症急性呼吸器症候群（SARS）は，かつて新感染症および指定感染症に指定されたことがある．

問 131 細菌性赤痢には有効なワクチンがなく，腸管出血性大腸菌感染症と同様，溶血性尿毒症症候群（HUS）を引き起こすことがある．

問 132 E 型肝炎は垂直感染する感染症である．

問 133 B 型肝炎ウイルスの感染状態では HBs 抗体が持続的に産生されており，HBe 抗原が産生されると治癒していることがわかる．

問 134 B 型肝炎の治療には，インターフェロンとリバビリンの併用療法が用いられる．

問 135 HIV 感染後，体内での $CD4^+$ 細胞数の異常な増加が数年から 10 年ほど続いた後，AIDS を発症する．

問 136 HIV はヘルパーT 細胞に侵入し，逆転写酵素を利用して DNA から RNA を合成する．

問 137 一般に，HIV の治療ではプロテアーゼ阻害薬や逆転写酵素阻害薬が単独で使用され，ウイルスが耐性を持つと直ちに変更される．

問 138 インフルエンザのウイルス粒子表面には，赤血球凝集素とノイラミニダーゼという糖タンパクが存在する．

問 139 成人 T 細胞白血病の原因ウイルスは，HIV と同様レトロウイルスであり，$CD8^+$ 細胞へ感染して悪性のリンパ腫を誘発する．

問 140 トキソプラズマ原虫や風しんウイルスなどは，妊娠中の感染により胎児に奇形または重篤な母子感染を引き起こすおそれがあり，TORCH 症候群とよばれている．

1-3 感染症 *41*

問 141 妊娠3か月以内の妊婦が風しんウイルスに感染すると，死産のほか，聴力障害や知的障害などの先天性風しん症候群を起こすことがある．

問 142 鼠径リンパ肉芽腫および尖圭コンジローマの病原体は，クラミジアである．

問 143 淋菌感染症の治療はニューキノロン系抗生物質が用いられているが，近年，耐性菌の出現で問題となっている．

問 144 性器ヘルペスウイルス感染症は，性行為感染症のうちで報告数が最も多い．

問 145 淋菌感染症の報告数は，男性に比べて女性において多い．

1-3 感染症 解答

基本問題

問 1　×　免疫力の低下による感染をいう.

問 2　×　不顕性感染という.

問 3　×　集団的防御対策が重要である.

問 4　○

問 5　×　B 型肝炎は，DNA ウイルスである.

問 6　×　感染力，罹患した場合の重篤性などに基づく総合的な観点から見た危険性が極めて高い感染症のことである.

問 7　×　必要に応じ，どの医療機関にも入院できる.

問 8　×　ペストは細菌が原因である.

問 9　○, 問 10　○

問 11　×　一〜三類感染症である.

問 12　×　インフルエンザ，風しん，麻しんなど人から人へ直接感染するものもある.

問 13　×　特定感染症指定医療機関に原則として入院しなければならない.

問 14　○

問 15　×　コレラは三類感染症である.

問 16　×　ウエストナイル熱は四類感染症である.

問 17　○

問 18　×　ポリオは二類感染症である.

問 19　○

問 20　×　発疹チフスは四類感染症である.

問 21　×　ノミが媒介となる.

問 22　○

問 23　×　WHO により撲滅宣言がなされており，種痘ワクチンは実施されていない.

1-3 解 答

問 24 × 感染した人から人へ感染する.

問 25 × エボラ出血熱は約 50％，MERS は約 40％である.

問 26 ○, **問 27** ○

問 28 × 大部分は不顕性感染である.

問 29 ○

問 30 × 結核は経気道感染する.

問 31 ○, **問 32** ○

問 33 × 他の先進国に比べ多い.

問 34 ○, **問 35** ○

問 36 × 二次感染を起こす.

問 37 ○

問 38 × 三類感染症である.

問 39 × グラム陰性桿菌である.

問 40 × 水様性下痢である.

問 41 ○

問 42 × クロイツフェルト・ヤコブ病は，国が感染症の発生動向調査を行い，その結果などに基づいて必要な情報を一般国民や医療関係者に情報・公開していくことによって，発生・拡大を防止すべき感染症である.

問 43 × MERS の主な対応・措置としては，状況に応じて入院，特定職種への就業規制，消毒等の対物措置がある.

問 44 ○

問 45 × A 型および E 型肝炎は経口感染するが，B 型および C 型肝炎は垂直または輸血により感染する.

問 46 × 麻しんは経気道感染する.

問 47 × 主に産道感染する.

問 48 ○, **問 49** ○

問 50 × 少ない.

問 51 × 針刺し事故など感染する可能性がある.

44

問 52 × 経口感染する.

問 53 × 経胎盤感染, 産道感染, 母乳感染する.

問 54 × 結核菌なども経胎盤感染する.

問 55 ○

問 56 × B 型および C 型の肝炎は, 五類感染症に分類され, 血液および体液感染する.

問 57 × 梅毒の病原体は梅毒トレポネーマ, 軟性下疳の病原体は軟性下疳菌である.

問 58 × 最も多い.

問 59 × 風しんウイルスへの感染である.

問 60 ○

問 61 × ワクチンはない.

問 62 × ワクチンはない.

問 63 × 新生児にワクチンを接種する.

問 64 × 激減している.

問 65 × 平成 24 年度でも 9,000 人以上が感染している.

問 66 × 実用化されていない.

問 67 ○

問 68 × 淋菌感染症は定点把握 (性感染症定点) の対象疾患である.

問 69 × 病因はトレポネーマであり, ペニシリンなどの抗菌薬が用いられる.

問 70 ○, 問 71 ○

問 72 × 感染症法に分類されていない.

問 73 × 感染する.

問 74 × AIDS は, 五類感染症に分類されている.

問 75 × 主な経路は性的接触である.

問 76 × 同性間の性的接触によるものが最も多い.

問 77 ○, 問 78 ○, 問 79 ○, 問 80 ○

問 81 × A 型インフルエンザには亜型が存在する.

1-3 解 答

問 82　×　インフルエンザウイルスが原因である.

問 83　×　対象は B 型肝炎, C 型肝炎, 梅毒, HIV, 成人 T 細胞白血病である.

問 84　○　高病原性鳥インフルエンザは H5N1 型と H7N9 型が二類感染症, これら以外の型が四類感染症, 季節性のインフルエンザは五類感染症である.

問 85　○

問 86　×　予防できる.

問 87　○, 問 88　○

問 89　×　死滅する.

問 90　×　病原体は原虫である.

問 91　×　経口感染する.

問 92　×　多くの抗生物質に耐性を示す.

問 93　×　感染症の発生状況の収集, 分析とその結果の公開, 提供される感染症とされている.

問 94　×　一般の医療機関で入院できる.

問 95　○, 問 96　○

問 97　×　入院患者から分離されている黄色ブドウ球菌の 50～70％が MRSA である.

問 98　×　β-ラクタム系抗生物質（アンピシリン）やカルバペネム系抗生物質（カルバペネム）にも抵抗性を示す.

問 99　○, 問 100　○

問 101　×　C 型肝炎ウイルスは母乳感染しない.

問 102　×　肺炎を主症状とする.

問 103　○, 問 104　○

問 105　×　五類感染症である.

問 106　×　失活しない.

問 107　○, 問 108　○

問 109　×　日和見感染しない.

46

問 110　×　マラリアは原虫による感染症である.
問 111　×　マラリアは再興感染症であり，死亡者は多い.
問 112　○，問 113　○
問 114　×　中止し，バンコマイシンを投与する.
問 115　○

発展問題

問 116　○
問 117　×　一類感染症，二類感染症，新型インフルエンザ等感染症の
　　　　　　患者の入院を担当する.
問 118　×　二類感染症，新型インフルエンザ等感染症の患者の入院を
　　　　　　担当する.
問 119　○，問 120　○
問 121　×　一類感染症，二類感染症，四類感染症の病原体である.
問 122　×　「1 種病原体等」である.
問 123　×　新感染症とは，未知の感染症である. また，政令で 1 年間
　　　　　　に限定して指定されるのは，指定感染症である.
問 124　×　一類感染症，二類感染症の治療に要する医療費は医療保険
　　　　　　の適用であり，入院費は公費により支出される.
問 125　○
問 126　×　インフルエンザは該当しない.
問 127　×　すべて RNA ウイルスである.
問 128　×　体液性免疫は効果が小さく,細胞性免疫が主となっている.
問 129　×　結核菌を排出している場合には，隔離の必要がある.
問 130　○，問 131　○
問 132　×　飲食物を介して人に経口感染する.
問 133　×　HBs 抗原が産生されると感染状態で，HBe 抗体が産生さ
　　　　　　れると治癒している.
問 134　×　C 型肝炎の治療に用いられる.

1-3 解 答

問 135　×　HIV 感染により CD4$^+$細胞数が減少し，発症する．
問 136　×　RNA から DNA を合成する．
問 137　×　HIV の治療は多剤が併用される．
問 138　○
問 139　×　CD4$^+$細胞へ感染する．
問 140　○，問 141　○
問 142　×　尖圭コンジローマの病原体はヒトパピローマウイルス
　　　　　　（HPV）である．
問 143　○
問 144　×　最も報告数が多いのは，性器クラミジア感染症である．
問 145　×　女性に比べて男性に多い．

1-4 疾病予防

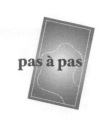

基本問題

問1 WHOにおける健康の定義としては「肉体的，精神的ならびに社会的福祉の良好な状態であり，単に疾病または病弱でないというわけではない」となされている．

問2 WHOが指定している国際的な健康指標として，PMI，乳児死亡率，粗死亡率が用いられている．

問3 健康寿命とは病気や痴呆，虚弱などで要介護状態となった期間を50歳平均余命から差し引いた値である．

問4 低温にさらされたとき血管が収縮する反応は，ホメオスタシスの維持の例である．

問5 花粉症に肥満細胞（マスト細胞）は関与していない．

問6 生活の質を維持・向上させるために，慢性疾患については，根本治療だけでなく，疾病を悪化させないよう管理することが大切である．

問7 分煙対策は，受動喫煙の影響を減らすためのものである．

1-4　疾病予防

問 8 わが国の 20～30 歳代の女性の喫煙率は，近年著しく減少している．

問 9 喫煙は，妊娠時における低体重児出産のリスクファクターである．

問 10 タバコの煙に含まれるベンゾ[a]ピレンは，一次発がん物質である．

問 11 がん予防のために緑黄色野菜の摂取を勧めるのは二次予防である．

問 12 脳卒中で倒れた人に作業療法を行うのは一次予防である．

問 13 ジフテリアに対する予防接種は二次予防である．

問 14 疾病による能力の低下防止，悪化防止などは三次予防といわれ，リハビリテーションや人工透析などがある．

問 15 栄養補給，体力増進，糖尿病患者の食事療法は一次予防である．

問 16 末期がんの疼痛緩和は二次予防である．

問 17 喫煙者を対象とした禁煙指導やうつ病患者を対象とした社会復帰支援は，三次予防である．

問 18 がん検診および抗血清の投与は二次予防であり，疾病の早期発見・早期治療を目的に行われる．

問 19 健康な状態で行う疾病予防を二次予防といい，環境中有害因子の除去がある．

問 20 新生児を対象としたタンデムマススクリーニングは，一次予防である．

問 21 ホモシスチン尿症は，新生児マススクリーニングの対象疾患の1つである．

問 22 新生児マススクリーニングの対象疾患のうち，わが国で陽性者発見率が最も高い疾患は，先天性副腎過形成症である．

問 23 新生児マススクリーニングの検査は義務である．

問 24 新生児マススクリーニングにおけるクレチン症の診断には血中の甲状腺刺激ホルモン量が測定され，治療には無乳糖乳が用いられる．

問 25 新生児マススクリーニングの目的は，早期発見・早期治療により心身障害の発生を予防することにある．

問 26 新生児マススクリーニング対象疾患の患者の治療は，公費で行われる．

問 27 新生児マススクリーニングにおけるフェニルケトン尿症の診断には尿中のフェニルアラニン量が測定され，治療には低フェニルアラニン乳が用いられる．

1-4 疾病予防

問 28 ガラクトース血症の測定物質は血中のガラクトースであり，治療には無乳糖乳が用いられる.

問 29 神経芽細胞腫は新生児マススクリーニングの１つである.

問 30 滅菌とは化学的または物理的な方法により病原体を不活化することである.

問 31 消毒とは非病原体を含むすべての微生物を死滅させることである.

問 32 結核菌の消毒には，消毒用エタノールは無効である.

問 33 不活化ワクチンとは，細菌またはウイルスを生きたまま病原性を無くし，抗原性を残したものである.

問 34 トキソイドとは，病原体が産生する毒素を抗原性が損なわれないように無毒化した免疫学的製剤である.

問 35 ワクチンは抗原製剤であり，主として感染症の治療に用いられる.

問 36 不活化ワクチンは，生ワクチンに比べて副作用が少ない.

問 37 ポリオのワクチンは経口投与され，結核の不活化ワクチンは経皮接種される.

問 38 現在，定期接種において，ポリオに対するワクチンは，弱毒生ワクチンではなく不活化ワクチンが用いられている.

52

問 39 インフルエンザワクチンは,弱毒株ウイルスを用いた生ワクチンである.

問 40 小学校における集団感染を防止するために,すべての小学生を対象にインフルエンザワクチンの予防接種が定期接種として行われている.

問 41 DPT 三種混合ワクチンとは,ジフテリア,百日咳,ポリオ混合ワクチンのことである.

問 42 四種混合ワクチンとは,三種混合ワクチンにポリオの不活化ワクチンを混合したものである.

問 43 MR 混合ワクチンとは麻しんと風しんの2種類の生ワクチンを混合したものであり,皮下投与される.

問 44 麻しん・風しん混合ワクチンは,免疫効果が強いので,生後 12 〜24 か月の間に1回のみ接種される.

問 45 日本脳炎および流行性耳下腺炎の予防には,不活化ワクチンが用いられている.

問 46 わが国において,風しんおよび B 型肝炎の予防接種に弱毒性の生ワクチンが用いられている.

問 47 乾燥 BCG ワクチンは,用時溶解して用いる注射剤で,静脈注射により結核の予防に使用する.

問 48 ポリオ,風しん,麻しんワクチンは,妊婦に接種される.

1-4 疾病予防 53

問 49 予防接種の中で定期予防接種の実施主体は，都道府県知事であり，期日や期間を指定して行われる．

問 50 定期予防接種は，予防接種法に基づいて行われる．

問 51 破傷風，百日咳，ジフテリアは，予防接種の努力義務のある感染症である．

問 52 水痘は予防接種法における A 類疾病に分類され，そのワクチンとしては弱毒生ワクチンが用いられる．

問 53 予防接種法の A 類疾病に対する予防接種のみならず，B 類疾病に対する予防接種も，国民の努力義務（勧奨接種）とされている．

問 54 予防接種はすべて予防接種法に基づき実施され，定期予防接種および任意予防接種として実施されている．

問 55 百日咳および風しんは，予防接種法で B 類疾病に分類されている．

問 56 小児の髄膜炎による死亡や後遺症を予防することを目的として，小児用肺炎球菌ワクチンおよびインフルエンザ菌 b 型（Hib）ワクチンの定期接種が行われている．

問 57 インフルエンザ菌 b 型（Hib）に対するワクチンは，定期接種における B 類疾病である．

問 58 インフルエンザ菌 b 型（Hib）に対するワクチンは，インフルエンザウイルスに対しても効果を示す.

問 59 学校内での集団感染を防ぐため，インフルエンザワクチンは 6 歳で，定期予防接種として接種する.

問 60 B 型肝炎ウイルスは，予防接種法における定期接種の B 類疾病の対象に加えられた.

問 61 ヒトパピローマウイルスワクチンは，定期接種における A 類疾病である.

問 62 高齢者を対象としたインフルエンザワクチン接種は，被接種者に接種の努力義務が課されている.

問 63 高齢者の肺炎球菌感染症は予防接種法における B 類疾病に含まれ，65 歳以上になると，肺炎球菌ワクチンは毎年度 1 回ずつ接種することができる.

問 64 ワクチン接種により起こる痛み，腫れ，発赤などの軽度な副反応は，完全には防ぐことができない.

問 65 乳児や小児の間で流行する感染症の定期予防接種は，母子免疫が消失する前の生後の早い時期に設定されている.

問 66 麻しんの予防接種には，弱毒性の生ワクチンが用いられる.

問 67 風しん，トキソプラズマ症，梅毒は，すべて胎児に疾患を起こす可能性のある母子感染症である.

1-4 疾病予防 55

問 68 先天性風しん症候群の予防のため，妊娠する前に予防接種により風しんに対する免疫を獲得しておくことが望まれる．

問 69 水痘の予防接種については，予防接種法に基づき，臨時予防接種として実施される．

問 70 BCG ワクチンは，予防効果を高めるために 1 歳と 5 歳で接種する．

問 71 B 型肝炎ウイルスのキャリアの発生防止には母子感染防止が有効であり，母子感染防止事業が行われている．

問 72 B 型肝炎の母子感染を予防するため，B 型肝炎ワクチンを妊婦に接種して感染を防いでいる．

問 73 母乳中の抗体は，タンパク質分解酵素で消化されるので，乳児の消化管では機能しない．

問 74 母親は，胎児に対し免疫応答を起こさない．

問 75 母親が自己免疫疾患に罹患している場合，新生児に自己免疫疾患の症状が現れることがある．

問 76 生後 1 年間で，感染抵抗力が最も弱いのは 4 週未満の新生児期である．

問 77 母乳中の IgA は，乳児の消化管での感染防御に役立っている．

56

発展問題

問 78 新生児マススクリーニングの検査費および治療費はともに, 小児慢性特定疾患治療研究助成事業により公費で実施されている.

問 79 新生児マススクリーニングにおけるメイプルシロップ尿症の測定物質は血中のロイシンであり, 治療には低メチオニン乳が用いられる.

問 80 メイプルシロップ尿症の新生児は, 分岐鎖アミノ酸脱炭酸酵素が欠損しており, 血中のイソロイシンが指標とされる.

問 81 ホモシスチン尿症の新生児は, シスタチオニン合成酵素が欠損しており, 血中のホモシスチンが指標とされる.

問 82 消毒用エタノールのアルコール濃度は約 80% であり, グルタラールはウイルスの消毒には無効である.

問 83 抗毒素血清やヒト免疫グロブリンは抗体を含む製剤であり, 感染症の予防に用いられる.

問 84 能動免疫製剤には生ワクチンや不活化ワクチンがあり, 受動免疫製剤にはトキソイドがある.

問 85 不活化ワクチンは体液性免疫と細胞性免疫の両方を獲得でき, 生ワクチンに比べ免疫効果が大きい.

問 86 インフルエンザワクチンは多価ワクチンが使用され, A 型の亜型および B 型の亜型の病原体を合わせてつくったワクチンである.

1-4 疾病予防

問87 ワクチンは一般に遮光して 10℃ 以下で保存することが望ましいが，凍結を避けることとされている．

問88 心疾患，腎臓疾患などの基礎疾患を有する者は，予防接種不適当者に該当する．

問89 予防接種のうちで，定期予防接種および任意予防接種による健康被害は，予防接種健康被害救済制度により補償される．

問90 WHO は小児に対する世界共通のワクチン（EPI ワクチン）として，BCG，DPT-IPV 四種混合ワクチン，MR 混合ワクチンを定めている．

問91 臨時予防接種は，まん延予防上，緊急性があるとき，都道府県知事が主体となり実施される．

問92 ワクチンに使用されているアジュバントとは，副作用を防止する目的で添加されている．

1-4 疾病予防 解答

基本問題

問 1　○

問 2　×　乳児死亡率ではなく 1 歳平均余命が用いられている.

問 3　×　要介護状態となった期間を平均寿命から差し引いた値である.

問 4　○

問 5　×　関与する.

問 6　○，問 7　○

問 8　×　ほぼ横ばいもしくは増加傾向にある.

問 9　○

問 10　×　二次発がん物質である.

問 11　×　一次予防である.

問 12　×　三次予防である.

問 13　×　一次予防である.

問 14　○

問 15　×　糖尿病患者の食事療法は三次予防である.

問 16　×　三次予防である.

問 17　×　喫煙者を対象とした禁煙指導は一次予防である.

問 18　○

問 19　×　一次予防という.

問 20　×　二次予防である.

問 21　○

問 22　×　クレチン症である.

問 23　×　義務でない.

問 24　×　治療にはホルモン補充療法が用いられる.

問 25　○，問 26　○

問 27　×　診断には，血液が用いられている.

1-4 解 答 59

問 28 ○
問 29 × 新生児マススクリーニングではない.
問 30 × 滅菌とは非病原体を含むすべての微生物を死滅させることである.
問 31 × 消毒とは化学的または物理的方法により病原体を不活化することである.
問 32 × 有効である.
問 33 × 細菌またはウイルスを死滅または不活化したものである.
問 34 ○
問 35 × 感染症の予防に用いられる.
問 36 ○
問 37 × ポリオの不活化ワクチンは皮下投与され,結核には生ワクチンが用いられる.
問 38 ○
問 39 × 生ワクチンではなく,不活化ワクチンである.
問 40 × 小学生へのインフルエンザワクチンの接種は任意接種である.
問 41 × ジフテリア,百日咳,破傷風の混合ワクチンのことである.
問 42 ○,問 43 　○
問 44 × 生後12〜24か月に1回,5歳以上〜7歳未満に1回接種される.
問 45 × 流行性耳下腺炎には生ワクチンが用いられている.
問 46 × B型肝炎は不活化ワクチンが用いられている.
問 47 × BCGワクチンは,経皮接種される.
問 48 × 接種は禁忌である.
問 49 × 実施主体は市町村長である.
問 50 ○,問 51 　○,問 52 　○
問 53 × B類疾病に努力義務はない.
問 54 × 任意予防接種は予防接種法に基づき実施されていない.

60

問 55　×　A 類疾病に分類されている.

問 56　○

問 57　×　A 類疾病である.

問 58　×　効果を示さない.

問 59　×　インフルエンザワクチンは 65 歳以上の高齢者には定期予防
接種とされている.

問 60　×　A 類疾病に加えられた.

問 61　○

問 62　×　努力義務は課されていない.

問 63　×　65 歳以降 5 年ごとに 1 回接種できる.

問 64　○,　**問 65**　○,　**問 66**　○,　**問 67**　○,　**問 68**　○

問 69　×　定期予防接種として実施される.

問 70　×　生後 6 か月未満で接種される.

問 71　○

問 72　×　新生児に接種されている.

問 73　×　機能する.

問 74　×　溶血性貧血などの免疫応答を起こすことがある.

問 75　○

問 76　×　感染抵抗力が最も弱まるのは生後数か月後である.

問 77　○

発展問題

問 78　×　検査費および治療費はともに公費であるが,　検査費は,「小
児慢性特定疾患治療研究助成事業」からの支出ではない.

問 79　×　治療には低分岐鎖アミノ酸食がある.

問 80　×　血中ロイシンが指標とされる.

問 81　×　血中メチオニンが指標とされる.

問 82　×　ウイルスの消毒にも有効である.

問 83　×　治療に用いられる.

1-4 解 答

問 84 ×　トキソイドも能動免疫製剤である.

問 85 ×　体液性免疫のみを獲得でき，生ワクチンに比べ免疫効果が小さい.

問 86 ×　B 型には亜型は存在しない.

問 87 ○

問 88 ×　予防接種要注意者に該当する.

問 89 ×　任意予防接種による健康被害は，医薬品副作用被害救済制度により補償される.

問 90 ×　EPI ワクチンとして，ポリオ，BCG，DPT 三種混合ワクチン，麻しんを定めている.

問 91 ○

問 92 ×　アジュバントは効果を高める目的で添加されている.

1-5 生活習慣病

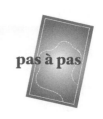

基本問題

問1 生活習慣病の発症は，偏った食事，喫煙，運動不足などライフスタイルと密接に関連している．

問2 精神疾患と脳血管疾患は，生活習慣病に含まれる．

問3 アルコール性肝疾患とCOPD（慢性閉塞性肺疾患）は，生活習慣病に含まれる．

問4 歯周病と1型糖尿病は，生活習慣病に含まれる．

問5 近年，わが国では，悪性新生物による死亡数は，総死亡数の約30％を占める．

問6 わが国において，近年，悪性新生物死亡全体に占める割合は，男性では，大腸がんが最も高い．

問7 わが国では，悪性新生物の年齢調整死亡率は，男女とも最近20年間，増加し続けている．

問 8 次の図は，わが国での女性における悪性新生物の部位別年齢調整死亡率の推移を表している．オは，乳がんによる年齢調整死亡率の推移である．

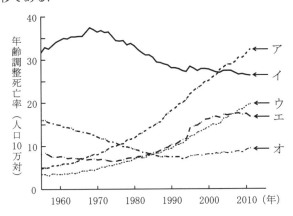

問 9 わが国において，近年，肺がんによる年齢調整死亡率は著しく増加しており，胃がんでは減少傾向にある．

問 10 わが国では，大腸がんは，過去30年間の年齢調整死亡率において低下し続けている．

問 11 身体活動は，胃がんのリスクを上げる．

問 12 飲酒は，肺がんのリスクを上げる．

問 13 肥満は，大腸がんのリスクを上げる．

問 14 ヒトパピローマウイルスの感染は，子宮頸がんのリスクを上げる．

問 15 塩・塩蔵品の過剰摂取と過度の飲酒は，食道がんのリスク上昇との関連性が示されている．

問 16 運動不足と動物性脂肪に富む食事の摂取は，食道がんのリスク上昇との関連性が示されている．

問 17 熱い飲食物の摂取は，食道がんのリスク上昇との関連性が示されている．

問 18 脂肪の過剰摂取は，大腸がん，乳がんのリスクファクターである．

問 19 食物繊維の摂取は大腸がんになるリスクを低減する．

問 20 近年，わが国では，脳血管疾患は，死因の第2位となっている．

問 21 次の図は，わが国における死因別死亡率（人口10万人対）の推移を表している．ウは，脳血管疾患による死亡率の推移である．

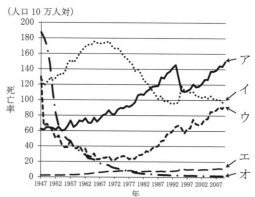

資料：人口動態統計（1947〜2010年）

1-5 生活習慣病

問 22 近年,わが国では,脳血管疾患による死亡数は,総死亡数の約10%を占める.

問 23 わが国では,脳血管疾患において脳梗塞による死亡割合は,脳内出血によるものに比べ低い.

問 24 脳内出血の誘因として,過労や寒冷刺激などが知られている.

問 25 食塩の過剰摂取は,脳梗塞のリスクファクターではない.

問 26 高血圧は,糖尿病のリスクファクターである.

問 27 腎症,網膜症,神経障害は,高血圧症に特徴的な合併症である.

問 28 血中 HDL コレステロール値が高いと動脈硬化性疾患になりやすい.

問 29 n-3 系脂肪酸の過剰摂取は,高血圧や心筋梗塞のリスクファクターである.

問 30 エイコサペンタエン酸の摂取は,高コレステロール血症のリスクファクターになる.

問 31 虚血性心疾患は,わが国における心疾患による死亡の主な原因である.

問 32 喫煙は,心疾患のリスクファクターではない.

問 33 喫煙は,歯周病のリスクファクターとはならない.

問 34 1 型糖尿病は壮年期に多く，自己免疫性によるランゲルハンス島 β 細胞の破壊に起因する．

問 35 2 型糖尿病の発症には，遺伝的要因と環境要因の両者が関与している．

問 36 2 型糖尿病の主なリスクファクターは，エネルギーの過剰摂取と運動不足による肥満である．

問 37 年齢階級別人口に占める高血糖の人口の割合は，男女とも加齢に伴い減少する．

問 38 肥満の判定には BMI が用いられ，BMI が 18.5 以上を肥満と判定する．

問 39 近年，男性における肥満者の割合は減少している．

問 40 肥満の改善にはエネルギー摂取の抑制と運動が必要であり，脂肪の燃焼には有酸素運動が効果的である．

問 41 肥満は，糖尿病，高血圧，脳血管疾患などの原因となる．

問 42 メタボリックシンドロームは，高血糖や高血圧を伴うことはほとんどない．

問 43 メタボリックシンドロームは，インスリン感受性の増大を起こしやすい．

1-5 生活習慣病

問 44 メタボリックシンドロームは，内臓脂肪の過剰な蓄積が重要な要因と考えられている.

問 45 メタボリックシンドロームを治療または予防する目的で，2008年から特殊健康診断が実施されている.

問 46 特定健康診査は，内臓脂肪型肥満に着目した健康診査である.

問 47 特定健康診査の対象者は，後期高齢者である.

問 48 特定健康診査を受けるのは個人に課せられた義務であり，健康保険組合などの医療保険者は干渉しない.

問 49 特定健康診査の結果から，生活習慣病の発症リスクが高い人に対して生活習慣を見直すサポートが実施される.

問 50 特定健康診査に関わる個人情報は，個人情報保護法の対象にならない.

問 51 特定健康診査の結果，腹囲，血圧，脂質検査，血糖検査などの基本項目が，1つでも正常値から外れると，特定保健指導の対象者となる.

問 52 特定保健指導の対象者の選定・階層化には，喫煙歴の有無も加味される.

問 53 特定保健指導には，リスクの程度に応じて，動機づけ支援，積極的支援がある.

問 54 「21世紀における国民健康づくり運動（健康日本21）」では，疾病予防の概念における二次予防が重要視されている．

問 55 「21世紀における国民健康づくり運動（健康日本21）」では，健康づくりに取り組む個人を社会全体として支援する環境の整備が盛り込まれている．

問 56 「21世紀における国民健康づくり運動（健康日本21）」では，壮年期死亡の減少，健康寿命の延伸および生活の質の向上を実現することを目的としている．

問 57 「21世紀における国民健康づくり運動（健康日本21）」の概念は，世界保健機関（WHO）がオタワ憲章で提唱したヘルスプロモーションと共通する．

問 58 「21世紀における国民健康づくり運動（健康日本21）」の法的基盤は，「高齢者の医療の確保に関する法律」である．

問 59 2013年度から開始された「21世紀における国民健康づくり運動（健康日本21（第2次））」では，未成年の喫煙率0％をはじめ，喫煙に関する目標が設定されている．

問 60 2000年以降の日本人男性の喫煙率は低下しており，現在，欧米諸国に比べかなり低い．

問 61 環境基本法では，病院の管理者に，利用者の受動喫煙を防止するために必要な措置を講ずるように努めることを義務づけている．

1-5 生活習慣病 69

問 62 医師によるニコチン依存症患者への禁煙指導は，医療保険給付の対象外である．

発展問題

問 63 多妊娠や多出産は，子宮がん，高年齢出産や少産は乳がんのリスクファクターとなる．

問 64 脳血管疾患において脳梗塞の死亡割合は，脳血管疾患による死亡率全体のうち 30％以下である．

問 65 年齢階級別人口に占める高血圧の人口の割合は，男女とも加齢に伴い増加し，男女とも 50 歳代から低下しはじめる．

問 66 20〜40 代の女性において，年齢階級別人口に占めるコレステロールや中性脂肪が高値の人口の割合は，男性の同年代に比べると高い．

1-5 生活習慣病 解答

基本問題

問1 ○

問2 × 精神疾患は，生活習慣病に含まれない．

問3 ○

問4 × 1型糖尿病は，生活習慣病に含まれない．

問5 ○

問6 × 肺がんが最も高い．

問7 × 減少傾向にある．

問8 × アは大腸がん，イは胃がん，ウは乳がん，エは肝がん，オは子宮がんである．

問9 × 肺がんの年齢調整死亡率は，ほぼ横ばいもしくは減少傾向にある．

問10 × 昭和30年代から上昇していたが，近年はほぼ横ばいとなっている．

問11 × リスクを下げる．

問12 × リスク要因とはならない．

問13 ○，問14 ○

問15 × 塩・塩蔵品の過剰摂取は，関連性が示されていない．

問16 × 運動不足と動物性脂肪に富む食事の摂取は，関連性が示されていない．

問17 ○，問18 ○，問19 ○

問20 × 第4位である．

問21 × アは心疾患，イは脳血管疾患，ウは肺炎，エは糖尿病，オは結核である．

問22 ○

問23 × 脳内出血によるものに比べ高い．

問24 ○

1-5 解 答

問 25 × リスクファクターとなる.

問 26 × 高血圧は，心疾患，脳血管疾患などのリスクファクターである.

問 27 × 糖尿病に特徴的な合併症である.

問 28 × 血中 LDL コレステロール値が高いと動脈硬化性疾患になりやすい.

問 29 × 高血圧や心筋梗塞のリスクを下げる.

問 30 × エイコサペンタエン酸は，LDL コレステロール低下作用を有する.

問 31 ○

問 32 × リスクファクターとなる.

問 33 × リスクファクターとなる.

問 34 × 1 型糖尿病は若年層に多い.

問 35 ○, **問 36** ○

問 37 × 男女とも加齢に伴い増加する.

問 38 × BMI が 25 以上を肥満と判定する.

問 39 × 増加している.

問 40 ○, **問 41** ○

問 42 × 多くの場合，高血糖や高血圧を伴う.

問 43 × 感受性の低下を起こしやすい.

問 44 ○

問 45 × 特定健康診査・特定保健指導が実施されている.

問 46 ○

問 47 × 対象者は，40〜74 歳の医療保険加入者である.

問 48 × 特定健康診査を受けるのは医療保険者の義務である.

問 49 ○

問 50 × 個人情報保護法の対象である.

72

問 51 × 腹囲が男性では 85 cm 以上，女性では 90 cm 以上である，
　　　　　もしくは BMI が 25 以上であり，追加リスク（血糖，脂質，
　　　　　血圧）があると対象者になる．

問 52 ○，**問 53** 　○

問 54 × 一次予防が重要視されている．

問 55 ○，**問 56** 　○，**問 57** 　○

問 58 × 法的基盤は，「健康増進法」である．

問 59 ○

問 60 × 日本人男性の喫煙率は，欧米諸国と比べて同程度あるいはや
　　　　　や高い．

問 61 × 健康増進法により義務づけられている．

問 62 × 医療保険給付の対象である．

発展問題

問 63 ○

問 64 × 2015 年度では約 60％である．

問 65 × 男女とも 50 歳以上でも増加し続ける．

問 66 × 男性の同年代に比べると低い．

1-6 その他（学校保健，家庭用品，職業病）

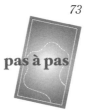

pas à pas

基本問題

問1 高校および大学以外の学校には学校薬剤師を置く．

問2 学校薬剤師は，学校環境衛生の維持および改善に関し，必要な指導と助言を行う．

問3 学校薬剤師は，学校保健安全計画の立案に参与する．

問4 学校薬剤師は，学校に常駐し，毒物・劇物の管理を行う．

問5 学校薬剤師は，健康相談，健康指導に従事するとともに学校で調剤を行う．

問6 水泳プールの水質管理は，学校薬剤師の業務ではない．

問7 ホルムアルデヒドは，皮膚アレルギーを起こすことがある．

問8 液化プロパンガスは，家庭用のエアロゾル製品に用いてはならない．

74

問 9 塩素系漂白剤と酸性洗浄剤の混合により塩素ガスの吸引事故が起こりうる.

問 10 洗剤の使用により皮膚障害は起こらない.

問 11 乳幼児によるタバコの誤飲によりニコチン中毒が起こりうる.

問 12 ホルムアルデヒドは,アレルギーを起こしやすいため,「有害物質を含有する家庭用品の規制に関する法律」において規制基準が定められている.

問 13 「有害物質を含有する家庭用品の規制に関する法律」におけるホルムアルデヒドの規制基準は,空気中への揮散量をもとに判定する.

問 14 ホルムアルデヒドは,繊維製品の防炎加工剤として用いられる.

問 15 β-ナフチルアミンによる職業がんの主な発生部位は肝臓である.

問 16 ベンゼンは,再生不良性貧血の原因となる.

問 17 ベンゼンへの曝露により,ベンゼンは呼気中には未変化体として検出され,尿中には馬尿酸として検出される.

問 18 塩化ビニルモノマーによる職業がんの主な発生部位は皮膚である.

問 19 塩化ビニルモノマーは,シトクロム P450 により水酸化され,肝血管肉腫の原因となる.

1-6 その他（学校保健，家庭用品，職業病） *75*

問 20 ビス（クロロメチル）エーテルは肺がん，ベンジジンは肝がんの原因となる．

問 21 特殊健康診断で，作業者の尿中から次の化合物が検出されたことから，作業者はトルエンに曝露されたと考えられる．

問 22 薬剤師には，業務内容にかかわらず，特殊健康診断が義務づけられている．

問 23 次の化合物は，染料などの工業原料に使用され，*N*-水酸化により代謝的活性化されて膀胱がんの原因となる．

問 24 次の化合物は，染料などの工業原料に使用され，*N*-水酸化により代謝的活性化されて膀胱がんの原因となる．

問 25 δ-アミノレブリン酸は，無機鉛への曝露に関する生物学的モニタリングにおいて尿中の指標として用いられる．

問 26 β_2-ミクログロブリンは，カドミウムへの曝露に関する生物学的モニタリングにおいて尿中の指標として用いられる．

問 27 コプロポルフィリンは，水銀への曝露に関する生物学的モニタリングにおいて尿中の指標として用いられる．

問 28 クレゾールは，キシレンへの曝露に関する生物学的モニタリングにおいて尿中の指標として用いられる．

問 29 マンデル酸は，ベンゼンへの曝露に関する生物学的モニタリングにおいて尿中の指標として用いられる．

問 30 3価クロムは，6価クロムに比べ毒性が強く，作業者において鼻中隔穿孔を引き起こす．

問 31 VDT障害とは，コンピュータの操作などに従事する労働者に生じ，症状として頸肩腕症候群や自律神経失調症などがある．

問 32 チェーンソーや削岩機を操作する労働者に生じる全身振動障害としては，白ろう病やレイノー症候群とよばれるものがある．

問 33 熱中症とは，高温多湿化で長時間労働した場合に生じ，症状として体温の上昇，意識障害などがある．

問 34 じん肺症およびじん肺合併症は，粉じんに曝露して起こる急性疾患である．

1-6 その他（学校保健，家庭用品，職業病） *77*

問 35 安全衛生管理のため，すべての事業所に対して衛生管理者を置くことが義務づけられている．

問 36 作業環境管理や健康管理は，職業病予防の基本的な労働衛生管理である．

問 37 作業管理は，曝露濃度を指標として実施する．

問 38 有害物質を取り扱う職場での作業環境管理は，曝露濃度を指標とする．

問 39 有害物質を取り扱う職場での呼吸保護具の装着は，作業管理にあたる．

問 40 医療従事者を含む労働者の健康を保持するために，作業環境管理，作業管理および健康管理がある．

問 41 労働基準法では，作業環境管理，作業管理および健康管理を定めている．

問 42 有機溶剤の取扱作業者の健康管理については，特殊健康診断は義務づけられていない．

発展問題

問 43 乳児用のおしめやよだれ掛けに含まれるホルムアルデヒドの基準は，所定の試験法で「検出せず」である．

問 44 騒音性難聴の初期症状として，一般に低音域の聴力障害が認められる．

問 45 非電離放射線による職業病として，紫外線による角膜炎や赤外線による白内障がある．

問 46 電離放射線による職業病の慢性症状として，再生不良性貧血や皮膚がんがある．

問 47 作業場環境における鉛中毒では，δ-アミノレブリン酸脱水酵素およびフェロキラターゼの阻害により，尿中の β_2-ミクログロブリンおよびコプロポルフィリン量が増加する．

問 48 特殊健康診断におけるスチレンによる曝露は，N-メチルホルムアミドが指標となる．

問 49 特殊健康診断として，じん肺健康診断，高気圧業務健康診断，四アルキル鉛健康診断などがある．

79

1-6 その他（学校保健，家庭用品，職業病） 解答

基本問題

問 1　×　大学以外の学校に置く．

問 2　○，問 3　○

問 4　×　常駐していない．

問 5　×　調剤は行わない．

問 6　×　学校薬剤師の業務である．

問 7　○

問 8　×　用いることができる．

問 9　○

問 10　×　起こることがある．

問 11　○，問 12　○

問 13　×　規制基準は，試料中の含量について定められている．

問 14　×　壁紙の接着剤に含有されていた．

問 15　×　主な発生部位は膀胱である．

問 16　○

問 17　×　フェノールと硫酸抱合体やグルクロン酸抱合体などとして検出される．

問 18　×　主な発生部位は肝臓である．

問 19　×　塩化ビニルモノマーは，エポキシ化により代謝的活性化を受ける．

問 20　×　ベンジジンは膀胱がんの原因となる．

問 21　○

問 22　×　特殊健康診断は，石綿，有機溶剤，特定物質などを取り扱う場合に義務がある．

問 23　○，問 24　○，問 25　○，問 26　○

問 27　×　コプロポルフィリンは，無機鉛への曝露の指標である．

問 28　×　キシレンへの曝露に関する指標は，メチル馬尿酸である．

解答

80

問 29 × ベンゼンへの曝露に関する指標は，フェノールである．

問 30 × 3価クロムは，6価クロムに比べ毒性が弱い．鼻中隔穿孔を起こすのも6価クロムである．

問 31 ○

問 32 × チェーンソーや削岩機を操作するときの振動により起こる障害は局所振動障害である．

問 33 ○

問 34 × 慢性疾患である．

問 35 × 常時50人以上の労働者を使用する一定の事業所に対してである．

問 36 ○，**問 37** ○

問 38 × 環境気中濃度を指標とする．

問 39 ○，**問 40** ○

問 41 × 労働安全衛生法である．

問 42 × 義務づけられている．

発展問題

問 43 × 基準は16 ppm以下である．

問 44 × 高音域の聴力障害が認められる．

問 45 ○，**問 46** ○

問 47 × 尿中δ-アミノレブリン酸およびコプロポルフィリン量が増加する．

問 48 × 指標はマンデル酸である．

問 49 ○

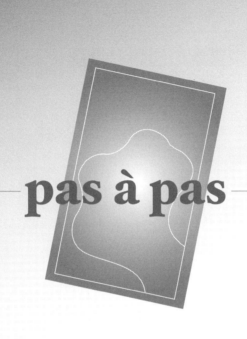

第 2 章

食品衛生

2-1 栄養素の種類と役割

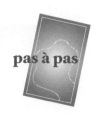

基本問題

問1 糖質は $C_m(H_2O)_n$ の一般式で示されるカルボニル基をもつ多価アルコールである．

問2 糖質は炭水化物に食物繊維を含めたものをいう．

問3 小腸上皮の微絨毛膜上に存在する消化酵素によって，糖質から二糖や単糖が生成する．

問4 ラクトースを構成する単糖は，すべて同じトランスポーターで吸収される．

問5 グルコースやフルクトースは，消化管から能動輸送される．

問6 過剰摂取した糖質は，大部分がグリコーゲンとして肝臓に貯蓄される．

問7 グルコースは，グリコーゲンとして肝臓と筋肉に貯蔵され，血糖値の低下時にはともに調節に用いられる．

問 8 天然の不飽和脂肪酸は主に偶数個の炭素を持つ直鎖型の構造で，二重結合はトランス型である．

問 9 二重結合を2つ以上持つ多価不飽和脂肪酸は，メチレン基を有する．

問 10 パルミチン酸およびステアリン酸は飽和脂肪酸であり，牛脂に比べ大豆油に多く含まれる．

問 11 脂肪乳剤中の油脂には必須脂肪酸のリノール酸およびα-リノレン酸が含まれている．

問 12 魚油中に含有されるエイコサペンタエン酸（EPA）およびドコサヘキサエン酸（DHA）は，n-6系不飽和脂肪酸であり，DHAの炭素数は22である．

問 13 α-リノレン酸，リノール酸，アラキドン酸はすべてn-6系不飽和脂肪酸であり，血液凝固作用をもつ．

問 14 次の化合物は脳や網膜のリン脂質に含まれる主要な脂肪酸である．

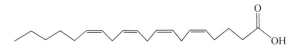

問 15 過剰摂取した糖質やタンパク質は，いずれもトリグリセリドとして体内組織に蓄えられる．

問 16 膵リパーゼは中性脂肪（トリアシルグリセロール）の1位と2位に特異性をもっている.

問 17 n-3系脂肪酸は小腸からの吸収の際, 胆汁酸とミセルを形成しない.

問 18 小腸内で遊離した炭素数が10程度以下の中鎖および単鎖脂肪酸は, リンパ管から血中に移行する.

問 19 中鎖脂肪酸は長鎖脂肪酸に比べてエネルギーに変換されにくいので, 中鎖脂肪酸を含む油脂は脂肪乳剤としては用いられない.

問 20 脂肪乳剤中のトリアシルグリセロールは, リポタンパク質リパーゼによりモノアシルグリセロールと脂肪酸に分解され組織に吸収される.

問 21 脂肪乳剤には乳化剤としてコレステロールが含まれている.

問 22 消化・吸収されたトリグリセリドなどの脂質成分は, 血漿リポタンパク質として全身に運搬される.

問 23 キロミクロンとは消化・吸収されたトリグリセリドなどの脂質成分にアポリポタンパク質が結合したものである.

問 24 リポタンパク質リパーゼはキロミクロン中のトリグリセリドを加水分解する働きがある.

問 25 VLDLはリポタンパク質リパーゼによりLDLとなり, 肝細胞へ取り込まれる.

2-1 栄養素の種類と役割 85

問 26 キロミクロンの主な組成はトリグリセリドで，その密度は VLDL や HDL に比べ高い.

問 27 HDL の主な組成はタンパク質であり，その直径は VLDL に比べ大きい.

問 28 VLDL およびキロミクロンの主な組成はリン脂質である.

問 29 健常人の血清で，コレステロールは遊離型よりもエステル型の方が多い.

問 30 健常人の血清総コレステロールは低密度リポタンパク質を 50% 以上含んでいる.

問 31 中性脂肪の消化には，十二指腸に分泌される胆汁酸と膵臓から分泌されるリパーゼが必要である.

問 32 LDL の組成のうち最も多いものはトリグリセリドであるが，VLDL ではコレステロールである.

問 33 肝臓でつくられるトリアシルグリセロールを最も多く含むリポタンパク質はキロミクロンである.

問 34 HDL によるコレステロールの逆輸送系は，動脈硬化の危険因子である.

問 35 バリン，ヒスチジン，イソロイシン，プロリンは必須アミノ酸である.

86

問 36 タンパク質の過剰摂取時では，アミノ酸プールが拡大して貯蔵される．

問 37 タンパク質の消化によって生成したアミノ酸は小腸から能動輸送され，門脈を通って，肝臓に運ばれる．

問 38 肝機能が著しく低下した患者の高カロリー輸液には，グルタミンを多く添加する必要がある．

問 39 ペプシン，トリプシン，キモトリプシンはすべて膵臓から分泌されるエンド型の酵素である．

問 40 ペプシンの最適 pH は約 2 であり，そのチモーゲンはトリプシノーゲンである．

問 41 キモトリプシンの最適 pH は弱アルカリ性であり，分岐鎖アミノ酸のペプチド結合を切断する酵素である．

問 42 アミノペプチダーゼは胃でタンパク質をアミノ酸まで分解する酵素であり，エキソ型酵素である．

問 43 カルボキシペプチダーゼは N 末端からペプチド結合を切断するエキソ型酵素である．

問 44 トリプシン，キモトリプシンは十二指腸でタンパク質を分解し，その基質特異性はペプシンに比べ低い．

問 45 次の化合物はチアミンで，その活性体はチアミンピロリン酸であり，糖質の代謝に関与している．

2-1 栄養素の種類と役割 87

問 46 高カロリー輸液にビタミン B_1 を過剰に添加すると，ウェルニッケ脳症を引き起こす．

問 47 ビタミン B_1 はアミノ基転移反応の補酵素として働く．

問 48 ビタミン B_1 を多量に摂取しても尿中に排泄されるため，重篤な過剰症は知られていない．

問 49 次の化合物はニコチン酸で，その活性体は NAD^+ や $NADP^+$ であり，酸化還元反応に関与している．

問 50 次の化合物はレチノールで，視覚サイクルにおけるロドプシンの生成に関与し，過剰症として夜盲症を示す．

88

問51 β-カロテンは，プロビタミンAとよばれ，人の消化酵素でビタミンAに変換される．

問52 ビタミンAの摂取不足は，頭蓋内圧亢進による頭痛を引き起こす．

問53 人の皮膚で7-デヒドロコレステロールは紫外線の作用を受けてエルゴカルシフェロール（ビタミンD_2）へと変換される．

問54 ビタミンDは肝臓と腎臓での水酸化によって，活性体である1,24-ジヒドロキシビタミンDとなる．

問55 慢性腎不全の患者において，1α-(OH)ビタミンDの25位の水酸化反応は低下している．

問56 次の化合物はビタミンB_2であり，活性体はFMNやFADで，酸化還元反応に関与する．

問57 アミノ酸のアミノ基転移反応の補酵素はビタミンB_6であるが，アミノ酸の脱炭酸反応の補酵素はビオチンである．

2-1 栄養素の種類と役割 *89*

問 58 妊婦のビタミン B_6 の摂取不足により，胎児の神経管閉鎖障害が起こることがある．

問 59 次の化合物は葉酸で，活性体はテトラヒドロ葉酸であり，ヒドロキシメチル基などの水酸化反応の補酵素として核酸塩基の生合成に関与する．

問 60 葉酸は腸内細菌で生合成されるため，欠乏症はない．

問 61 ビタミン B_{12} はシアノコバラミンともよばれ，構造中にクロムを含有し，その活性体はメチルコバラミンである．

問 62 ビタミン B_{12} はほとんど植物には含まれないので，厳格な菜食主義者では欠乏症として巨赤芽球性貧血（悪性貧血）を引き起こす．

問 63 高カロリー輸液に含まれるビタミン B_{12} が機能を発現するには，胃の内因子が必要である．

90

問 64 次の構造式の水溶性ビタミンは，新鮮な野菜に多く含まれ，腸内細菌で合成されるが，欠乏症として壊血病を引き起こす．

問 65 次の構造式の脂溶性ビタミンは，腸内細菌により生合成され，血液凝固因子であるプロトロンビンなどの生合成に関与している．

問 66 ビオチンはコラーゲンの生成に関与し，生卵白中のアビジンにより吸収が阻害される．欠乏症として壊血病を引き起こす．

問 67 ビタミン A および K は脂溶性ビタミンであるので，胎盤を通過しやすい．

問 68 新生児ではビタミン K 欠乏性出血症が起こることがある．

問 69 ビタミン K は容易に胎盤を通過する．

問 70 ビタミン K はビタミン K 依存性タンパク質のグルタミン酸残基を，γ-カルボキシ化する酵素の活性発現に必要である．

問 71 ワルファリンは，ビタミン K 再生経路を活性化する．

2-1 栄養素の種類と役割 *91*

問 72 オステオカルシンは，ビタミン K 依存性タンパク質である．

問 73 ヘム鉄の消化管からの吸収は無機鉄よりも高く，ビタミン C によって促進される．

問 74 カルシウム，カリウム，ナトリウムおよびリンは準主要元素であり，マグネシウム，亜鉛，セレン，銅，鉄は必須微量元素である．

問 75 カルシウムは，シュウ酸やフィチン酸により吸収阻害され，欠乏症として骨硬化症がある．

問 76 カルシウムは，主に遊離したイオン状態で骨や歯に存在する．

問 77 骨に存在するオステオカルシンは，カルシウムと結合する．

問 78 腸管からのカルシウムの吸収は，カゼインホスホペプチドにより阻害される．

問 79 パラトルモン（副甲状腺ホルモン）の過剰分泌により高カルシウム血症となることがある．

問 80 ナトリウムは細胞外液中に多く存在し，体内での総重量はカルシウムに比べて大きい．

問 81 カリウムの摂取不足は，血圧の低下を引き起こす．

問 82 銅は無機鉄をヘム鉄にする際の触媒として働き，インスリンの成分である．また，欠乏すると貧血を引き起こす．

92

問83 生体微量元素である亜鉛はトランスフェリンの成分であり，欠乏症として味覚障害や創傷治癒遅延が知られている．

問84 亜鉛の補給は，褥瘡の防止・早期修復に効果を示す．

問85 甲状腺腫は，ヨウ素の過剰摂取によっても摂取不足によっても起こりうる．

問86 3価クロムやセレンが欠乏すると，それぞれ耐糖性異常や心筋症を引き起こすことがある．

問87 銅欠乏状態による貧血は鉄を摂取すると改善する．

問88 銅の小腸からの吸収は，過剰の亜鉛の摂取により阻害される．

発展問題

問89 植物体中のデンプンおよびマンナンや動物の肝臓中のグリコーゲンは，すべて貯蔵多糖に分類される．

問90 食物繊維であるリグニンは炭水化物である．

問91 食物繊維は消化酵素で分解されないので，すべてカロリーはゼロである．

問92 マンナン，アルギン酸，セルロースなどの食物繊維は，コレステロールを吸着し，吸収を促進する作用がある．

2-1 栄養素の種類と役割

問 93 小腸でグルコースやフルクトースは，ナトリウムとの共輸送によって取り込まれる．

問 94 グルコースとガラクトースはヘキソースであり，小腸細胞内へ促進拡散により取り込まれる．

問 95 n-3 系不飽和脂肪酸は，網膜と脳神経の維持に必要であり，血液凝固作用を有する物質を産生する．

問 96 糖質は脂質へ変換されるが，脂質は糖質にほとんど変換されない．

問 97 小腸から吸収されたトリグリセリドは，小腸粘膜内で再構築され，すべて元の構成脂肪酸と結合する．

問 98 肝臓で生成したケトン体は，筋肉などの組織でアセチル CoA に分解され，エネルギー源として利用される．

問 99 ケト原性アミノ酸は，すべて糖原性アミノ酸である．

問 100 ビタミン A は腸内細菌により生合成され，核内レセプターを刺激することで，タンパク質の生合成に関与している．

問 101 ビタミン D は腸内細菌により生合成され，能動輸送により吸収される．

94

問 102 次の構造式の脂溶性ビタミンは，腸内細菌で生合成され，抗動脈硬化作用やラジカル捕捉による抗酸化作用を示す．

問 103 緑黄色野菜に含まれるレチノールの脂肪酸エステルは，動物体内でビタミンAに変換される．

問 104 胃切除手術を受けた患者や萎縮性胃炎になりやすい高齢者では，葉酸の吸収が低下し，巨赤芽球性貧血を引き起こす．

問 105 ビタミン B_1 の欠乏症は，脚気のような末梢神経障害で，中枢神経障害は起こさない．

問 106 赤血球中のカリウム濃度は，血漿中の数十倍である．また，カリウムの過剰症は健常人ではほとんど起こらない．

問 107 シュウ酸およびフィチン酸は，鉄の吸収を阻害し，貧血を誘発する作用がある．

問 108 マンガンの欠乏はパーキンソン病様症状が見られる．

問 109 生体内に最も多く含まれる無機質であるリンは，無機リンとして腸管から吸収され，生体内ではリン酸として存在する．

2-1 栄養素の種類と役割

問 110 モリブデンはグルタチオンペルオキシダーゼの成分として生体内過酸化物の分解に関与している.

解答

96

2-1 栄養素の種類と役割　解答

基本問題

問 1 ○

問 2 × 炭水化物は糖質に食物繊維を含めたものをいう.

問 3 × 小腸上皮の微絨毛膜上に存在する消化酵素は二糖類を分解して単糖のみ生成する.

問 4 ○ D-ガラクトースも D-グルコースもともに SGLT1 によって吸収される.

問 5 × フルクトースは促進拡散で吸収される.

問 6 × 過剰摂取した糖質は中性脂肪として, 脂肪組織に蓄積する.

問 7 × 血糖調節には, 主に肝臓のグリコーゲンが用いられる.

問 8 × 天然の不飽和脂肪酸の二重結合はすべてシス型である.

問 9 ○

問 10 × 飽和脂肪酸は, 牛脂に比べ大豆油に少ない.

問 11 ○

問 12 × EPA (C_{20}) および DHA (C_{22}) は n-3 系不飽和脂肪酸である.

問 13 × α-リノレン酸は n-3 系不飽和脂肪酸である.

問 14 × 構造式はアラキドン酸で, 脳や網膜に含まれる主要な脂肪酸はドコサヘキサエン酸である.

問 15 ○

問 16 × 膵リパーゼは 1 位と 3 位に特異性を持っている.

問 17 × 形成する.

問 18 × 中鎖および単鎖脂肪酸は, 直接吸収され, 門脈を経由して, 肝臓に運ばれる.

問 19 × 中鎖脂肪酸は長鎖脂肪酸に比べてエネルギーに変換されやすい.

問 20 × グリセリンと脂肪酸に分解される.

問 21 × 精製卵黄レシチンが含まれている.

2-1 解 答

問 22 ○，問 23 ○，問 24 ○

問 25 × VLDL はリポタンパク質リパーゼにより IDL となり，さらに肝臓に取り込まれた後に肝性トリグリセリドリパーゼによって LDL となる．

問 26 × キロミクロンの密度は VLDL や HDL に比べ低い．

問 27 × HDL の直径は VLDL に比べ小さい．

問 28 × VLDL およびキロミクロンの最も多い組成はトリグリセリドである．

問 29 ○，問 30 ○，問 31 ○

問 32 × リポタンパク質の最も多い成分は，LDL ではコレステロールであり，VLDL ではトリグリセリドである．

問 33 × トリアシルグリセロールが最も多く含むリポタンパク質は，肝由来の場合は VLDL で，食事由来の場合はキロミクロンである．

問 34 × HDL は動脈硬化の予防因子である．

問 35 × プロリンは必須アミノ酸ではない．

問 36 × アミノ酸プールは一定で，過剰のアミノ酸は代謝され，グリコーゲンや脂肪として貯蔵される．

問 37 ○

問 38 × バリン，ロイシン，イソロイシンなどの分岐鎖アミノ酸を多く添加する必要がある．

問 39 × ペプシンは胃から分泌される．

問 40 × ペプシンのチモーゲンはペプシノーゲンである．

問 41 × キモトリプシンは芳香族アミノ酸のペプチド結合を切断する酵素である．

問 42 × アミノペプチダーゼは小腸でタンパク質を分解する酵素である．

問 43 × カルボキシペプチダーゼは C 末端から切断するエキソ型酵素である．

98

問 44　×　トリプシン，キモトリプシンの基質特異性はペプシンに比べ高い．

問 45　×　構造式はビタミン B_6（ピリドキシン）で，その活性体はピリドキサールリン酸であり，アミノ酸代謝に関与している．

問 46　×　ウェルニッケ脳症は不足により起こる．

問 47　×　糖質を代謝する酵素の補酵素として働く．

問 48　○

問 49　×　構造式はビオチンであり，炭酸固定反応に関与している．

問 50　×　レチノール（ビタミン A）は欠乏症として夜盲症を示す．過剰症として頭蓋内圧亢進症がある．

問 51　×　人の体内で代謝を受けてビタミン A に変換される．

問 52　×　過剰摂取により起こる．

問 53　×　7-デヒドロコレステロールはコレカルシフェロール（ビタミン D_3）へ，エルゴステロールはエルゴカルシフェロール（ビタミン D_2）へ変換される．

問 54　×　ビタミン D は肝臓（C25）と腎臓（C1）での水酸化によって，活性体である $1\alpha,25$-ジヒドロキシビタミン D となる．

問 55　×　25-(OH)ビタミン D の 1 位の水酸化反応が低下している．

問 56　○

問 57　×　アミノ酸のアミノ基転移反応や脱炭酸反応の補酵素は，ビタミン B_6 である．

問 58　×　葉酸の摂取不足である．

問 59　×　テトラヒドロ葉酸は一炭素転移反応の補酵素として核酸塩基の生合成に関与する．

問 60　×　葉酸は腸内細菌で生合成されるが，妊娠時など必要量が増加した場合では欠乏症として巨赤芽球性貧血を引き起こす．

問 61　×　ビタミン B_{12}（シアノコバラミン）は構造中にコバルトを含有する．

問 62　○

2-1 解 答

問 63 × 内因子は必要ない.

問 64 × 構造式はビタミンC（アスコルビン酸）であり，腸内細菌で合成されない.

問 65 ○ 構造式はビタミンK_2（メナキノン-4）である.

問 66 × ビオチンは炭酸固定反応に関与し，生卵白中のアビジンにより吸収が阻害される．コラーゲンの生成に関与し，欠乏症として壊血病を引き起こすのはビタミンCである.

問 67 × ビタミンKは胎盤をほとんど通過しない.

問 68 ○

問 69 × 通過しにくい.

問 70 ○

問 71 × 再生経路を阻害する.

問 72 ○

問 73 × ヘム鉄ではなく，無機鉄の消化管吸収はビタミンCによって促進される.

問 74 × マグネシウムは，必要量が 100 mg/日以上である準主要元素である.

問 75 × カルシウムは，シュウ酸により吸収阻害され，欠乏症として小児ではくる病，成人では骨軟化症，高齢者では骨粗鬆症を引き起こす.

問 76 × ヒドロキシアパタイトとして存在する.

問 77 ○

問 78 × 促進される.

問 79 ○

問 80 × ナトリウムは体内での総重量がカルシウムに比べて小さい.

問 81 × 血圧の上昇を引き起こす.

問 82 × 銅はインスリンの成分ではなく，セルロプラスミンの成分である.

100

問 83　×　亜鉛はインスリンの成分で，トランスフェリンの成分は鉄である．

問 84　○，問 85　○，問 86　○

問 87　×　銅が欠乏すると，鉄の消化管吸収が低下するので，鉄を摂取しても貧血は改善しない．

問 88　○

発展問題

問 89　○

問 90　×　リグニンは炭水化物でなく，高分子化合物である．

問 91　×　食物繊維は，腸内細菌によって短鎖脂肪酸などを生成し，一部はエネルギーとして利用される．

問 92　×　食物繊維は，コレステロールを吸着し吸収を阻害する．

問 93　×　フルクトースの小腸での取り込みにはナトリウムを必要としない．

問 94　×　小腸でグルコースとガラクトースは能動輸送により取り込まれる．

問 95　×　n-3 系不飽和脂肪酸は，血栓溶解作用を有する物質を産生する．

問 96　○

問 97　×　トリグリセリドを構築している短鎖および中鎖脂肪酸は，再構築されずに門脈から肝臓に移行して代謝される．

問 98　○

問 99　×　ロイシンとリシンはケト原性アミノ酸であるが，糖原性アミノ酸ではない．

問 100　×　ビタミン A は腸内細菌により生合成されない．

問 101　×　ビタミン D は腸内細菌により生合成されない．

問 102　×　ビタミン E（α-トコフェロール）で，腸内細菌では合成されない．

2-1 解 答

問 103　×　緑黄色野菜には β-カロテンなどのプロビタミンが存在し，レチノールの脂肪酸エステルは肝臓に貯蔵されている．

問 104　×　葉酸ではなく，ビタミン B_{12} は胃粘膜から分泌される因子と結合して小腸から吸収されるため，胃切除患者等は欠乏症に陥りやすい．

問 105　×　ビタミン B_1 の欠乏症には，ウェルニッケ・コルサコフ症候群とよばれる中枢神経障害もある．

問 106　○，問 107　○

問 108　×　マンガンは過剰摂取によってパーキンソン病様症状を引き起こす．

問 109　×　リンの生体内含量はカルシウムより低い．

問 110　×　モリブデンはキサンチンオキシダーゼの成分で，セレンがグルタチオンペルオキシダーゼの成分である．

2-2 エネルギー代謝および タンパク質の栄養評価

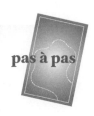

基本問題

問1 食物を酸素存在下,完全に消費させた場合のエネルギー量を利用エネルギーといい,各栄養素1g当たりの利用エネルギーはアトウォーター係数という.

問2 実際に生体内で利用されるエネルギーは,タンパク質は4 kcal/g, 糖質と脂質は9 kcal/gである.

問3 ブドウ糖を25%含む高カロリー輸液用基本液(1,400 mL),アミノ酸を10%含む総合アミノ酸輸液(600 mL),高カロリー輸液用微量元素製剤(2 mL),総合ビタミン製剤(5 mL),ダイズ油を20%含む脂肪乳液における非タンパク質性カロリーの値(NPC/N)は150 kcal/窒素量(g)である.ただし,アミノ酸の含有率を16%,脂肪乳剤100 mLのカロリー(ダイズ油以外の成分)は,20 kcalとする.

問4 呼吸商とは,生体において栄養素が分解されてエネルギーを産生する際に,一定時間に排出された炭酸ガスと吸入した酸素の体積比(CO_2/O_2)のことであり,糖質では1.0, 脂質では0.8, タンパク質では0.7となる.

2-2 エネルギー代謝およびタンパク質の栄養評価   *103*

問5 1gを酸化するときに生じる二酸化炭素量はタンパク質が最も多い.

問6 1gを酸化するのに必要な酸素の量は脂肪が最も多い.

問7 非タンパク質呼吸商の値から,脂質と糖質の燃焼割合が推定できる.

問8 ある成人の体内における脂質と糖質の酸化について調べたところ,一定時間内に,脂質と糖質を酸化するのに要した酸素は16.2 L,脂質と糖質の酸化の結果生じた二酸化炭素は12.0 Lであった.このとき,脂質の酸化に要した酸素は14.0 Lである.

問9 基礎代謝量は,安静時エネルギー消費量ともよばれる.

問10 基礎代謝量（kcal/日）とは身体的,精神的に安定な状態で代謝される最小のエネルギー代謝量である.

問11 基礎代謝量の測定は,空腹時20〜25℃の室内で,安静に横たわって行うので,必ずしも覚醒した状態でなくてもよい.

問12 基礎代謝量は,身体活動に比例する.

問13 基礎代謝基準値は基礎代謝量を基準体重で除したもので,10歳代で最大値を示す.

問14 基礎代謝量は,女性の方が男性より10〜20%高い.

問15 基礎代謝量は,気温が低い場合,栄養状態が悪いときや病気で発熱したときに,低下する.

104

問 16 基礎代謝量は同性同年齢では，体表面積に比例する．

問 17 基礎代謝基準値が 24 kcal/kg/日である標準的体型の男性（体重 60 kg，身体活動レベル 1.75）の基礎代謝量は，約 823 kcal/日である．

問 18 タンパク質 100 g 中には，平均的に約 16 g の窒素が含まれている．

問 19 タンパク質の体内での燃焼量は，一定時間に排泄される窒素量に窒素係数（6.25）を乗ずることから推定することができる．

問 20 ある成人の 1 日の尿中窒素量のうち，タンパク質由来の窒素排泄量が 50 mg であった場合，体内で燃焼したタンパク質量は約 200 mg である．

問 21 タンパク質・エネルギー低栄養状態が長期に続くと，体内の窒素平衡は正となる．

問 22 ある食品中のタンパク質の生物価を求めるために，無タンパク質食で一定期間飼育したラットに被検食品を与えたところ，次の結果を得た．被検食品の生物価は 44 である．
　　生物価＝（体内保留窒素量 / 吸収窒素量）×100
　　　　被検食品を介した窒素摂取量 = 500 mg
　　　　被検食品摂取時の糞中窒素量 = 110 mg
　　　　無タンパク質食摂取時の糞中窒素量 = 10 mg
　　　　被検食品摂取時の尿中窒素量 = 60 mg
　　　　無タンパク質食摂取時の尿中窒素量 = 10 mg

問 23 生物価が高いタンパク質ほど正味タンパク質利用率も高い．

2-2 エネルギー代謝およびタンパク質の栄養評価　　*105*

問 24 生物価に対する正味タンパク質利用率の割合が消化吸収率である.

問 25 正味タンパク質利用率は生物価よりも常に高い.

問 26 タンパク質の必須アミノ酸の中で，含量の最も少ないアミノ酸を第一制限アミノ酸という.

問 27 リシンは小麦グルテンの第一制限アミノ酸である.

問 28 アミノ酸スコアとはタンパク質の栄養価を化学的に評価する指標であり，以下の式で求められる.

$$アミノ酸スコア = \frac{食品タンパク質中の第一制限アミノ酸の量}{アミノ酸評点パターン中の当該アミノ酸の量} \times 100$$

問 29 次表に示す食品 A の必須アミノ酸含量とアミノ酸評点パターンから，食品 A のアミノ酸スコアは 0.33 である.

	必須アミノ酸含量 (mg/gN)	アミノ酸評点パターン FAO/WHO（1973）
イソロイシン	250	250
ロイシン	500	440
リシン	180	340
メチオニン＋シスチン	290	220
フェニルアラニン＋チロシン	480	380
トレオニン	240	250
トリプトファン	20	60
バリン	390	310
総量	2,350	2,250

106

問 30 米は牛肉よりアミノ酸スコアが高い.

問 31 食事誘発性熱産生は,三大栄養素のうち脂質が最も高い.

問 32 特異動的作用とは,激しい運動や食事摂取に伴うエネルギー産生の増大をいう.

発展問題

問 33 糖質,脂質,タンパク質を物理的に燃焼して生成する熱量は,糖質が 9.45 kcal/g と最大である.

問 34 物理的燃焼値はタンパク質の方が糖質よりも高いが,利用エネルギーはタンパク質も糖質も同じである.

問 35 窒素平衡は妊娠時に負となり,飢餓時は正となる.

107

2-2 エネルギー代謝およびタンパク質の栄養評価 解答

基本問題

問 1 × 食物が消化吸収されて実際に利用されるエネルギーを利用エネルギーという.

問 2 × 糖質とタンパク質は 4 kcal/g である.

問 3 × 170 kcal/g である.

問 4 × タンパク質では 0.8, 脂質では 0.7 となる.

問 5 × 脂質が最も多い.

問 6 ○, **問 7** ○

問 8 ○ $(16.2 - 12.0) / (1.0 - 0.7) = 14.0$ L

問 9 × 安静時エネルギー消費量とは, 仰臥位もしくは座位で安静にしているときに消費されるエネルギー量のことである.

問 10 ○

問 11 × 基礎代謝量は覚醒した状態で測定する.

問 12 × 基礎代謝量は, 生きていくために必要最低限度のエネルギー代謝量であるので, 身体活動には影響されない.

問 13 × 基礎代謝基準値 (kcal/kg/日) は 1〜2 歳で, 基礎代謝量は 10 歳代で最大値を示す.

問 14 × 女性の方が男性より 10〜20% 低い.

問 15 × 基礎代謝量は気温が低い場合や病気で発熱したときには上昇する.

問 16 ○

問 17 × 基礎代謝量は, 1,440 kcal/日である.

問 18 ○, **問 19** ○

問 20 × タンパク質量のうち, 窒素の質量は約 16% にあたるので, $50 \times 100/16 = 50 \times 6.25 = 313$ mg

問 21 × 負となる.

問 22 × 被検食品の生物価は 88 である.

被検食品由来の糞中窒素量 = 110 − 10 = 100 mg

吸収窒素量 = 500 − 100 = 400 mg

被検食品由来の尿中窒素量（吸収されたが, 体内保留されなかった窒素量）= 60 − 10 = 50 mg

体内保留窒素量 = 400 − 50 = 350 mg

生物価 = 350/400 × 100 = 88

問 23 ×　高いとはいえない.

問 24 ○

問 25 ×　正味タンパク質利用率は生物価×消化吸収率で求められ, 体内保留窒素量を摂取窒素量で除した値であるため, 体内保留窒素量を吸収窒素量で除した値である生物価よりも常に低い. 摂取窒素量＞吸収窒素量

問 26 ×　アミノ酸評点パターンと比べて最も含有率の低いアミノ酸をいう.

問 27 ○, **問 28**　○

問 29 ×　トリプトファンが第一制限アミノ酸であるから, アミノ酸スコア = 20/60 × 100 = 33

問 30 ×　米のアミノ酸スコアは牛肉より低い.

問 31 ×　タンパク質が最も高い.

問 32 ×　運動は関係ない.

発展問題

問 33 ×　物理的燃焼値は, 脂質が 9.45 kcal/g で最大である.

問 34 ○

問 35 ×　窒素平衡は妊娠時に正となり, 飢餓時は負となる.

109

2-3 食事摂取基準

pas à pas

基本問題

問1 食事摂取基準（2015年版）では，策定目的として生活習慣病の発症予防とともに，重症化予防が加えられている．

問2 食事摂取基準（2015年版）は各栄養素の摂取基準のみを示している．

問3 食事摂取基準（2015年版）の指標は，エネルギーで1種類，栄養素で4種類である．

問4 食事摂取基準（2015年版）における推定エネルギー必要量は，年齢，身体活動レベル別のみ設定されている．

問5 食事摂取基準（2015年版）では，エネルギーの摂取量および消費量のバランス（エネルギー収支バランス）の維持を示す指標としてBMIが採用されている．

問6 成人の推定エネルギー必要量は，基礎代謝量に身体活動レベルを乗じて算出される．

問7 20歳の基礎代謝基準値が24.0 kcal/kg/日であるとき,20歳のボクシングジムに通う男性(体重50 kg,身体活動レベル2.0)の推定エネルギー必要量は2,400 kcal/日である.

問8 身体活動レベルは同性,同年齢であれば同じであるが,それに基礎代謝基準値を乗ずることにより推定エネルギー必要量を算出することができる.

問9 下図に示す食事摂取基準における各指標の概略図のうち,目安量はエである.

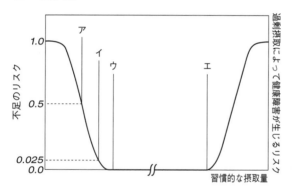

問10 栄養素の指標は,推定平均必要量<目安量<推奨量<耐容上限量の関係にある.

問11 目標量は目安量よりは低いが,推奨量より大きい.

問12 目安量とは,生活習慣病の一次予防のために現在の日本人が当面目標とすべき摂取量のことをいう.

2-3 食事摂取基準

問 13 推定平均必要量とは性別，年齢階級別に属する人々のほとんど（97〜98%）が必要量を満たすと推定される1日の摂取量である.

問 14 推奨量とは性別，年齢階級別に属する人々の50%が必要量を満たすと推定される1日の摂取量である.

問 15 目標量は，過剰摂取による健康被害を未然に防ぐことを目的として設定したものである.

問 16 推奨量は必ず推定平均必要量よりも大きい.

問 17 食事摂取基準（2015年版）において，脂質の目標量（%エネルギー）は1歳以上で20%以上30%未満である.

問 18 食事摂取基準（2015年版）において，炭水化物の目標量（%エネルギー）は1歳以上で50%以上70%未満である.

問 19 成人ではナトリウムの摂取量を減らすため，当面の目標量として男女ともナトリウム量は8 g/日未満が設定されている.

問 20 食塩摂取量は近年減少傾向で，男性では約4,000 mgである.

問 21 朝食に食塩相当量1.4 gのおにぎり，昼食にナトリウム1,100 mgの弁当を摂取後，食事摂取基準（2015年版）の目標量に抑えるには，夕食に摂取する食事の食塩相当量は3.8 g未満にする必要がある. ただし，NaおよびClの原子量を23および35.5とし，3食以外は食塩の摂取はないものとする.

112

問 22 食品に含まれるナトリウムは，食塩相当量ではなく，ナトリウム量として表示する．

問 23 鉄摂取量は，男女とも食事摂取基準（2015 年版）の推奨量に達していない．

問 24 カリウムは高血圧予防のために 18 歳以上に，推奨量が設定されている．

問 25 推奨量は推定平均必要量から求められる．

問 26 推定平均必要量や推奨量が設定できない栄養素では，目安量が設定されている．

問 27 食事摂取基準（2015 年版）において，コレステロールの目標量が設定されている．

問 28 食事摂取基準（2015 年版）において，食物繊維や n-6 系脂肪酸の目標量が設定されている．

問 29 戦後，カルシウム摂取量が年々増加し，男女ともに推奨量を上回っている．

問 30 近年，摂取エネルギーの 30％以上を脂質から摂取している．

問 31 摂取エネルギーの 60％を糖質から摂取している．

問 32 摂取量を増やすべき栄養素としては，食物繊維，n-6 系不飽和脂肪酸，カリウム，カルシウムをあげることができる．

2-3　食事摂取基準　　　113

問 33　食事摂取状況から，摂取量の減少を目指しているのは，コレステロールと n-3 系不飽和脂肪酸である．

問 34　近年，食生活では，摂取エネルギー量と食塩摂取量は，1970 年ごろと比較して増加している．

発展問題

問 35　食事摂取基準は 10 年間使用される．

問 36　推定エネルギー必要量は，エネルギー出納がゼロになるエネルギー摂取量であり，3 段階に分けられた身体活動レベルによって異なる．

問 37　推定平均必要量が設定されている栄養素では，目安量は設定されていない．

問 38　三大栄養素であるタンパク質，脂質，炭水化物では，目標量が設定されている．

問 39　妊婦において，食事摂取基準（2015 年版）に鉄やカルシウムの付加量が設定されている．

問 40　高齢者では消化管吸収が低下するので，推定エネルギー必要量は 70 歳未満より，高い値が設定されている．

問 41　近年，不飽和脂肪酸の摂取量は，n-6 系に比べて，n-3 系の方が多い．

114

問42 ビタミン K は脂溶性ビタミンであり，耐容上限量が設定されている．

問43 水溶性ビタミンでは，すべて耐容上限量が設定されていない．

問44 疾患を持つすべての人が，食事摂取基準の除外対象となる．

問45 食事摂取基準（2015 年版）は食事として経口投与されるものを対象としているので，ドリンク剤，保健機能食品，栄養強化食品など健康増進の目的で摂取されるものは除外される．

2-3 食事摂取基準 解答

基本問題

問 1 ○

問 2 × 食事摂取基準（2015年版）はエネルギーの指標として、推定エネルギー必要量も含む。

問 3 × 食事摂取基準では、栄養素の指標は5種類である。

問 4 × 推定エネルギー必要量は、性別でも設定されている。

問 5 ○、**問 6** ○、**問 7** ○

問 8 × 推定エネルギー必要量は基礎代謝量を乗ずることで算出することができる。

問 9 × ウである。

問 10 × 推定平均必要量（ア）＜推奨量（イ）＜目安量（ウ）＜耐容上限量（エ）の関係にある。

問 11 × 問9の概略図には記載できない。

問 12 × 目安量とは、推定平均必要量および推奨量を算定するのに十分な科学的根拠が得られない場合に、特定の集団の人々がある一定の栄養状態を維持するのに十分な量をいう。

問 13 × 推定平均必要量とは性別、年齢階級別に属する人々の50％の人が必要量を満たすと推定される1日の摂取量である。

問 14 × 推奨量とは性別、年齢階級別に属する人々のほとんど（97〜98％）が必要量を満たすと推定される1日の摂取量である。

問 15 × 目標量とは、生活習慣病の一次予防のために現在の日本人が当面目標とすべき摂取量のことをいう。説明は耐容上限量である。

問 16 ○、**問 17** ○

問 18 × 50％以上65％未満である。

問 19 × 目標量は、食塩として男 8.0 g 未満、女 7.0 g 未満である。

問 20 × ナトリウム摂取量は 10/2.54 × 1,000 ≒ 4,000 mg である。

解答

116

問 21　×　2.8 g である.

問 22　×　食塩相当量として表示する.

問 23　×　男性では推奨量を越えているが，女性では下回っている.

問 24　×　6 歳以上に目標量が設定されている.

問 25　○，問 26　○

問 27　×　設定されていない.

問 28　×　n-6 系脂肪酸は目安量が設定されている.

問 29　×　男女ともに推奨量を下回っている.

問 30　×　約 25% を脂質から摂取している.

問 31　○

問 32　×　摂取量を増やすべき栄養素は，n-6 系不飽和脂肪酸ではなく，n-3 系不飽和脂肪酸である.

問 33　×　n-3 系不飽和脂肪酸は摂取量の増加を目指すものである.

問 34　×　減少している.

発展問題

問 35　×　5 年間使用される.

問 36　○，問 37　○

問 38　×　タンパク質は推奨量が設定されている.

問 39　×　妊婦は鉄のみ付加量（月経なしに付加）が設定されている.

問 40　×　低い値が設定されている.

問 41　×　n-6 系に比べて，n-3 系の方が少ない.

問 42　×　設定されていない.

問 43　×　耐容上限量が設定されているものもある.

問 44　×　食事治療を必要とする疾患をもつ人のみ除外される.

問 45　×　医薬品を除き，ドリンク剤，保健機能食品，栄養強化食品などは食事摂取基準の対象となる.

2-4 栄養素と疾病（ビタミンやミネラルの過不足を除く）

基本問題

問1 過食や過度の飲酒によるエネルギーの取り過ぎと運動不足により，BMI が 25 以上となると肥満と判定される．

問2 BMI が 20 未満の場合，「やせ」と判断される．

問3 身長 150 cm で，体重 75 kg の人は，肥満である．

問4 BMI 25 以上の肥満者は男女とも 20％以上で，女性の 40 歳代に最も多い．

問5 過食は肥満のハイリスク要因で，肥満は生活習慣病のリスク要因である．

問6 食塩の過剰摂取は高血圧を引き起こすだけでなく，食道がんの発症リスクを高める．

問7 脂肪の過剰摂取は大腸がんや子宮がんの発症リスクを高める．

問8 熱い飲食物や動物性脂肪に富む食事の摂取は，食道がんの発症リスクを高める．

118

問 9 n-3 系不飽和脂肪酸の過剰摂取は，心疾患や脳血管疾患の発症リスクを高める．

問 10 n-6 系不飽和脂肪酸の過剰摂取は，高血圧の発症リスクを高める．

問 11 食物繊維の摂取不足は，乳がんの発症リスクを高める．

問 12 コレステロールの過剰摂取は動脈硬化の発症リスクを高める．

問 13 骨粗鬆症はカルシウムやビタミン D の欠乏によって発症リスクが高まる．

発展問題

問 14 赤ワインや緑茶に多く含まれるポリフェノール類は強いラジカル生成を促進するので，その摂取量と発がん率および動脈硬化の発症率とは正の相関がある．

問 15 魚食によって心疾患が発症しやすくなる．

問 16 食塩摂取過多による発がんには，そのイニシエーター作用によるものと考えられる．

2-4 栄養素と疾病（ビタミンやミネラルの過不足を除く）解答

基本問題

問1 ○

問2 × BMI が 18.5 未満の場合，「やせ」と判断される．

問3 ○ BMI = 75 / (1.5 × 1.5) = 33.3　BMI > 25 なので，肥満と判断される．

問4 × BMI 25 以上の肥満者は男性の 40 歳代に最も多い．

問5 ○

問6 × 食塩の過剰摂取は胃がんの発症リスクを高める．

問7 × リスクにならない．

問8 × 熱い飲食物や過度の飲酒により発症リスクが高まる．

問9 × n-3 系不飽和脂肪酸が不足すると，心疾患や脳血管疾患の発症リスクを高める．

問10 ○

問11 × 大腸がんの発症リスクを高める．

問12 ○，問13　○

発展問題

問14 × ポリフェノール類は強い抗酸化作用を持つため，その摂取量と発がん率および動脈硬化の発症率とは負の相関がある．

問15 × 魚食に多く含まれる EPA，DHA などの n-3 系不飽和脂肪酸により凝集活性の少ないトロンボキサン A_3 がつくられるため，心疾患の発症リスクは低下する．

問16 × 食塩のプロモーター作用によって，胃がんを発症すると考えられる．

2-5 保健機能食品

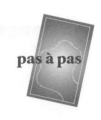

基本問題

問1 特定保健用食品は食品の一次機能に，栄養機能食品は二次機能に基づいた食品である．

問2 特別用途食品は，適正な食事摂取が必要な病者のみを対象としている．

問3 特別用途食品は，健康増進法に基づく国の許可が必要である．

問4 嚥下困難者用の食品表示が許可されているのは，特別用途食品だけである．

問5 健康増進法に基づき，保健機能食品は特別用途食品に含まれる．

問6 栄養機能食品は，特定保健用食品とは異なり，特定の保健の目的が期待できる旨の表示をしてはならない．

問 7　特別用途食品の許可証票は下図である．

問 8　特定保健用食品には規格基準型と個別許可型があり，下図の許可証票を表示できる．

問 9　疾病リスク低減表示が許可された特別用途食品は，下図の許可証票を表示できる．

問 10　栄養機能食品や特定保健用食品の両方に必要な表示は 1 日当たりの摂取目安量や許可または承認証票である．

問 11　栄養機能食品は不足する栄養成分の補給・補完に利用する食品であり，ビタミン，ミネラル，アミノ酸などの栄養成分がある．

問 12　n-3 系脂肪酸，ビタミン K およびカリウムは，栄養機能食品の栄養成分として栄養機能表示が認められている．

問 13 栄養機能食品は栄養機能表示，注意喚起表示，個別審査を受けた
ものでない旨などの表示を必要とする.

問 14 栄養機能食品は対象となる栄養成分について上限値と下限値が設
定され，ビタミン類を増強した乳児用の調製粉乳は栄養機能食品
である.

問 15 保健機能食品には，特定保健用食品と栄養機能食品があり，とも
に規格基準型のみである.

問 16 疾病リスク低減表示が認められているのは，食品のうち保健機能
食品だけである.

問 17 栄養機能食品は，規格基準を満たしていれば，個別審査を必要と
しない.

問 18 「適切な量の葉酸を含む健康的な食事は女性にとって，二分脊椎
などの神経管閉鎖障害をもつ子供が生まれるリスクが減少するか
もしれません.」という表示は栄養機能食品で認められている.

問 19 特定保健用食品の疾病リスク低減表示が認められているのは「カ
ルシウムと骨粗鬆症」だけである.

問 20 特定保健用食品において，疾病リスク低減表示が認められている
関与成分には，葉酸，カルシウムおよびヘム鉄がある.

問 21 特定保健用食品では，「カルシウム補給を効率よく行い，骨や歯
を丈夫にする効果があります.」と表示することができる.

2-5 保健機能食品 *123*

問 22 「葉酸は胎児の正常な発育に寄与する栄養素です.」は特定保健用食品の保健機能表示である.

問 23 血圧が高めの人に適する食品の関与成分として, CPP（カゼインホスホペプチド）がある.

問 24 お腹の調子を整える食品としてフラクトオリゴ糖などのオリゴ糖, 難消化性デキストリンなどの食物繊維, 乳酸菌などがある.

問 25 ミネラルの吸収を助ける食品として CPP, ヘム鉄, キトサンなどがある.

問 26 機能性表示食品では, 科学的根拠を有する関与成分について, 企業の責任において疾病リスク低減表示が認められている.

発展問題

問 27 特定保健用食品は健康の維持・増進および特定の保健の用途に利用し, 厚生労働大臣が定める有効性・安全性の審査を経て許可される.

問 28 条件付き特定保健用食品は, 特定保健用食品の有効性と安全性の審査レベルには及ばないが, 限定的な科学的根拠に基づく表示ができる.

問 29 規格基準型の特定保健用食品は, 特定保健用食品として, 科学的根拠が蓄積されている関与成分について規格基準を定めてあるので, 消費者庁の許可は必要はない.

124

問 30 特定保健用食品には錠剤，カプセル，アンプルの形状も認可されているが，栄養機能食品では認められていない．

問 31 キチンや低分子化アルギン酸ナトリウムは「コレステロールが高めの人に適する食品」の関与成分である．

問 32 パラチノースはミュータンス・レンサ球菌などのバクテリアの持つ酵素の基質にならないので，虫歯になりにくい食品の関与成分である．

問 33 フラクトオリゴ糖はお腹の調子を整える食品でもあり，コレステロールが気になる人の食品でもある．

問 34 「ビタミン C は皮膚や粘膜の健康維持を助けるとともに，抗酸化作用を持つ栄養素です．」は特定保健用食品の保健機能表示である．

問 35 保健機能食品であるビタミン K 高発現納豆は栄養機能食品である．

問 36 特定保健用食品は関与成分量の表示があれば，熱量やほかの栄養成分量は表示しなくてもよい．

問 37 特別用途食品には，病者用，妊産婦・授乳婦用粉乳，乳幼児用粉乳，高齢者用食品がある．

2-5 保健機能食品 解答

基本問題

問 1 × 特定保健用食品は三次機能，栄養機能食品は一次機能に基づいた食品である．

問 2 × 妊産婦，授乳婦，乳幼児，嚥下困難者も対象としている．

問 3 ○，**問 4** ○

問 5 × 保健機能食品のうち特定保健用食品は特別用途食品に含まれる．

問 6 ○ 栄養機能食品は栄養素の機能表示ができる．

問 7 ○，**問 8** ○

問 9 × 図の許可証票は，条件付き特定保健用食品で，疾病リスク低減表示の場合は，通常の特定保健用食品の許可証票である．

問 10 × 特定保健用食品は許可または承認証票があり，栄養機能食品には許可または承認証票はない．

問 11 × 栄養成分としてビタミン 13 種類，ミネラル 6 種類，n-3 系脂肪酸が認められている．

問 12 ○，**問 13** ○

問 14 × ビタミン類を増強した乳児用の調製粉乳は，健康増進法における特別用途食品である．

問 15 × 特定保健用食品は規格基準型と個別審査型がある．

問 16 × 特定保健用食品だけである．

問 17 ○

問 18 × この表示がある食品は疾病リスク低減表示型の特定保健用食品である．

問 19 × 特定保健用食品の疾病リスク低減表示が認められているのは「葉酸と神経管閉鎖障害」と「カルシウムと骨粗鬆症」の 2 つである．

問 20 × 葉酸およびカルシウムのみである．

解答

126

問 21 × 成分の効果・効能は医薬品のみ表示が許可されている.

問 22 × この表示は栄養機能食品の栄養素機能表示である.

問 23 × 血圧が高めの人に適する食品の成分としてラクトトリペプチド，カゼインドデカペプチド，杜仲葉配糖体などがある.

問 24 ○

問 25 × ミネラルの吸収を助ける食品として CPP，ヘム鉄，フラクトオリゴ糖などがあり，キトサンはコレステロールが高めの人に適する特定保健用食品である.

問 26 × 認められていない.

発展問題

問 27 × 特定保健用食品は消費者庁で審査を受け，許可される.

問 28 × 条件付き特定保健用食品の有効性は特定保健用食品よりも限定的な科学的根拠に基づくが，安全性については条件付き特定保健用食品も特定保健用食品と同レベルである.

問 29 × 規格基準型の特定保健用食品は，規格基準に適合するか否かの審査を行い，消費者庁で許可される.

問 30 × 錠剤，カプセルは特定保健用食品や栄養機能食品で認められているが，アンプルは医薬品のみに認められている.

問 31 × キチンではなくキトサンは「コレステロールが高めの人に適する食品」の関与成分である.

問 32 ○

問 33 × フラクトオリゴ糖はお腹の調子を整える食品の関与成分でもあり，ミネラルの吸収も助ける食品の関与成分でもある.

問 34 × この表示は栄養機能食品の栄養素機能表示である.

問 35 × 保健機能食品であるビタミン K 高発現納豆は特定保健用食品である.

問 36 × 特定保健用食品では，熱量や栄養成分量を必ず記載しなくてはならない.

2-5 解 答

問 37 × 特別用途食品には，高齢者用ではなく，嚥下障害者用食品がある．

2-6 食品の安全性

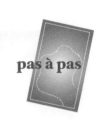

基本問題

問1 集団食中毒が発生した際に,診察した医師の保健所への届出は食品衛生法で規制されている.

問2 食品表示法は,JAS法,食品衛生法,健康増進法の食品の表示に関する規程を統合して,包括的かつ一元的にしたものである.

問3 食の安全は,「リスク分析」という考えを基本としている.

問4 リスク分析とは,どんな食品にもリスクが存在するという前提で,リスク評価,リスク管理,曝露評価の3つの要素から構成される.

問5 食品安全基本法に基づき,食品安全委員会は厚生労働省に設置されている.

問6 食品添加物の規格や使用基準は,食品安全基本法で定められている.

2-6 食品の安全性

問7 食品安全委員会は肥料，農薬，食品添加物，遺伝子組換え食品，健康食品を対象としてその安全性の科学的評価，調査・審議によりリスク管理を行う．

問8 食品安全委員会の評価結果をうけ，厚生労働省や農林水産省はリスク評価を行う．

問9 特定保健用食品の関与成分の健康影響は，食品安全委員会が評価を行う．

問10 リスクの定量的な指標として，ADI（1日許容摂取量）や TDI（耐容1日摂取量）などがある．

問11 衛生管理の第一目的は，人の健康を損なうおそれのある腐敗物質，有害物質を含むような食品の発生を防ぐことである．

問12 輸入食品の品質は，食品衛生法の規制を受けない．

問13 食品の安全確保には，生産現場から加工・製造までの衛生管理が必要である．

問14 HACCP とは，食品製造における最終製品の抜き取り検査による衛生管理の方法である．

問15 HACCP は食品規格（コーデックス）委員会から発表され，各国にその採用を推奨していて，日本では厚生労働省で承認される．

問16 食品衛生法では，食品衛生管理者設置の義務化，承認の更新制がとられている．

問 17 製造・輸入・販売・使用を認められる農薬の登録や，農作物や食品に対する農薬の残留基準値も，食品衛生法で規制されている．

問 18 ポジティブリスト制度により，国内で流通しているすべての農薬について，食品中の残留基準が個別に設定されている．

問 19 遺伝子組換え作物には，除草剤に対する耐性を高くしたり，日持ちを長くする目的のものがある．

問 20 遺伝子組換え食品では導入遺伝子の安全性のみが審査される．

問 21 遺伝子組換え食品にはアレルギー誘発性審査基準が設けられている．

問 22 IP ハンドリング（分別生産流通管理）された原料が遺伝子組換え農作物である場合は，「遺伝子組換え」と表示する義務がある．

問 23 IP ハンドリング（分別生産流通管理）されていない原料農作物の加工品はすべて「遺伝子組換え」と表示しなくてはいけない．

問 24 遺伝子組換え食品の安全性審査は食品衛生法で規定され，厚生労働省の依頼で，食品安全委員会が行う．

問 25 わが国で遺伝子組換え食品の加工原料として認められているのは，大豆，とうもろこし，じゃがいも，なたねだけである．

問 26 わが国で遺伝子組換え食品として販売・流通が認められているものとして，米，パパイヤおよびアルファルファがある．

2-6 食品の安全性　　　131

問 27 PCR 法は遺伝子組換え食品の検知法の 1 つである.

問 28 先進国から輸入される遺伝子組換え食品は，輸出国で安全性審査を受けた場合，輸入，販売等が許可されている.

問 29 食物アレルギーの多くは IgG が関与する即時型過敏反応である.

問 30 食品安全基本法で，食物アレルギーの特定原材料を含む旨の表示が義務づけられている.

問 31 食物アレルギーの特定原材料として表示が義務づけられているものは，小麦，そば，落花生，乳，かに，えび，たこの 7 品目である.

問 32 食物アレルギーは，大量のアレルギー物質を摂取したときに初めて発症するので，少量ではアレルギー表示する必要がない.

問 33 食物アレルギーの特定原材料が重量で 5% 以上含まれている場合に表示義務が生じる.

問 34 食物アレルギーの特定原材料を含む食品の対面量り売り販売の場合は，表示義務はない.

問 35 食物アレルギーの特定原材料を使用した食品添加物については，表示が免除されている.

問 36 乳幼児の食物アレルギーの原因食品として最も多いのは，大豆である.

132

問 37 鶏卵中の食物アレルギーの主な原因物質は，卵黄に存在するタンパク質である．

問 38 牛の脊髄は，BSE（牛海綿状脳症）の特定危険部位に指定されている．

問 39 BSE 対策特別処置法で，牛の肉骨粉を原料等とする飼料を使用することは禁止されている．

問 40 ガラス製食器や陶磁器には，鉛やカドミウムの溶出規格がある．

問 41 ポリカーボネートの原料モノマーであるスチレンは内分泌撹乱物質の疑いがある．

問 42 「カネミ油症」は，食用油に誤って混入した PCB 由来のダイオキシン類の摂取によって引き起こされたと考えられ，食品添加物公定書を策定するきっかけとなった．

発展問題

問 43 リスクコミュニケーションは行政が行うので，消費者や製造者は関与しない．

問 44 病原大腸菌 O157 による集団食中毒などの健康被害への対応には食品安全のリスク分析が適応される．

問 45 食品の期限表示には消費期限と賞味期限があり，製造日を含めておおむね 5 日間以内で品質が急激に劣化する食品には，賞味期限を表示する．

2-6　食品の安全性　　*133*

問 46 調理パン，牛乳，生菓子には消費期限を表示する．

問 47 遺伝子組換え食品でない場合は「遺伝子組換えでない」と表示する義務がある．

問 48 加工食品で組換え DNA およびこれにより生成したタンパク質が除去されているもの（高オレイン酸遺伝子組換えを除く）でも「遺伝子組換え」の表示義務がある．

問 49 遺伝子組換え大豆でつくった醤油や大豆油には「遺伝子組換え」の表示義務がある．

問 50 日本で流通している第一世代遺伝子組換え作物には高オレイン酸形質大豆や高リシン形質とうもろこしなどがある．

問 51 アレルギー様食中毒も食物アレルギーと同じ機構で起こる．

問 52 食品中に残存する動物医薬品や飼料添加物は，ネガティブリスト制度が適応されている．

問 53 動物用医薬品の使用は，人の医薬品とは異なるため，農薬取締法の承認が必要である．

問 54 日本の食品衛生法では，肉，卵，魚介類が抗生物質や合成抗菌剤を含有していても販売できる．

問 55 動物用医薬品には，ホルモン剤や内寄生虫駆除剤があるが，抗生物質や合成抗菌剤は一切使用してはならない．

問 56 BSE の原因となる異常型プリオンは，正常型プリオンのアミノ酸変異により，タンパク質分解酵素抵抗性を持つ．

問 57 口蹄疫は牛やブタなど家畜の病気であるが，牛乳等の食品を介して人に感染する．

問 58 日本では，冠動脈性心疾患のリスクを高めるトランス脂肪酸に対して，コーデックス委員会で策定された食品規格に批准して，目標量や目安量が設定された．

問 59 ホウロウ引きの加熱調理器具には，鉛やカドミウム以外に，ヒ素の溶出試験も行わなくてはならない．

問 60 缶詰では，ヒ素，鉛，カドミウムの溶出規格がある．

問 61 プラスチック食器に用いられるベークライトは，原料であるスチレンによってめまいや頭痛を引き起こす．

問 62 ポリ塩化ビニルやポリ塩化ビニリデンの原料モノマーである塩化ビニルや1,1-ジクロロエチレンは，体内で脱ハロゲン化されて，発がん性を示す．

問 63 プラスチック食器に用いられる可塑剤であるフタル酸ジ（2-エチルヘキシル）やアジピン酸ジ（2-エチルヘキシル）は内分泌攪乱物質の疑いがある．

問 64 ポジティブリスト制度導入により，リストにない農薬，動物用医薬品，飼料添加物の残留基準値が別途設定された．

2-6 食品の安全性

問 65 メチル水銀は，魚介類よりも陸生動物中に高濃度に蓄積していて，毛髪中水銀含量は，食品を介した水銀曝露の指標となる．

問 66 アルセノベタインはトリメチル化体の有機ヒ素化合物で海藻類に含まれるだけでなく，人でのヒ素代謝物でもある．

問 67 食品に含まれる無機ヒ素は，人の体内に取り込まれると，血糖と反応して無毒のアルセノシュガーとなる．

問 68 1分子に3つの窒素原子を含むメラミンは，牛乳のタンパク質含有量を高く検出させるように添加されたため，多くの乳幼児で腎結石などの健康被害を引き起こした．

問 69 メタミドホスも，ジクロルボスも日本では使用禁止の有機リン系殺虫剤である．

2-6　食品の安全性　解答

基本問題

問1　○，**問2**　○，**問3**　○

問4　×　リスク評価，リスク管理，リスクコミュニケーションの3つの要素から構成される．

問5　×　厚生労働省ではなく，内閣府に設置されている．

問6　×　食品衛生法である．

問7　×　リスク評価を行う．

問8　×　厚生労働省や農林水産省はリスク管理を行う．

問9　○，**問10**　○，**問11**　○

問12　×　輸入食品の品質は食品衛生法の規制を受ける．

問13　×　生産現場から加工・製造，調理・陳列，流通，飲食までの一貫した衛生管理が必要である．

問14　×　製造工程において連続的に管理するシステムである．

問15　○，**問16**　○

問17　×　農薬の登録は農薬取締法で規制されている．

問18　×　個別ではなく，0.01 ppm の一定基準が設定されている．

問19　○

問20　×　遺伝子組換え食品は導入遺伝子により産生されたタンパク質の安全性も審査される．

問21　○，**問22**　○

問23　×　「遺伝子組換え不分別」と表示する義務がある．

問24　○

問25　×　てんさい，わた，アルファルファ，パパイヤも認められている．

問26　×　米は認められていない．

問27　○

問28　×　日本で安全性審査を受ける必要がある．

2-6 解　答　　*137*

問 29　×　食物アレルギーの多くは IgE が関与する.

問 30　×　食品衛生法である.

問 31　×　小麦，そば，落花生，乳，かに，えび，卵の 7 品目である.

問 32　×　最終加工品で数 μg/mL または数 μg/g 以上の特定原材料等の総タンパク量を含有する食品については表示義務がある. ただし，それ未満では表示義務はない.

問 33　×　5%未満であっても表示義務が生じる.

問 34　×　表示義務がある.

問 35　×　免除されていない.

問 36　×　卵である.

問 37　×　卵白に存在するタンパク質である.

問 38　○，問 39　　○，問 40　　○

問 41　×　ポリカーボネートの原料モノマーはビスフェノール A である.

問 42　×　ヒ素ミルク事件である.

発展問題

問 43　×　関係者すべてが双方向的にリスクに関する情報や意見を交換するプロセスである.

問 44　○

問 45　×　消費期限を表示する.

問 46　×　牛乳は消費期限ではなく，賞味期限を表示する.

問 47　×　義務ではなく，任意である.

問 48　×　「遺伝子組換え」の表示義務はない.

問 49　×　表示する必要はない.

問 50　×　第一世代遺伝子組換え作物には除草剤耐性や害虫およびウイルス抵抗性作物があり，第二世代遺伝子組換え作物には高オレイン酸形質大豆や高リシン形質とうもろこしなどがある.

問 51　×　IgE は関与しない.

138

問 52 × ポジティブリスト制度が適応されている.

問 53 × 動物用医薬品の使用は,農薬取締法ではなく,医薬品医療機器等法の承認が必要である.

問 54 × 販売できない.

問 55 × 抗生物質や合成抗菌剤は使用できるが,食肉になるまでの使用期間が規定されている.

問 56 × タンパク質分解酵素に抵抗性を示す.

問 57 × 食品を介しては感染しない.

問 58 × 目標量や目安量は設定されていない.

問 59 × 鉛やカドミウムの溶出規格があり,ヒ素はない.

問 60 ○

問 61 × 原料のホルムアルデヒドの毒性により,めまいや頭痛を引き起こす.

問 62 × エポキシ化されて,発がん性を示す.

問 63 ○

問 64 × ポジティブリスト制度導入によりすべての化学物質の残留基準値が設定された.

問 65 × 魚介類に陸生動物中より高濃度に蓄積している.

問 66 × 人は生成できない.

問 67 × 体内では生成されず,ひじきに多く含まれる有機ヒ素である.

問 68 × メラミンは 1 分子に 6 つの窒素原子を含む構造をもつ.

問 69 × ジクロルボスは使用禁止ではない.

2-7 食品の腐敗と保存

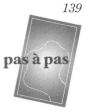

基本問題

問1 食品の変質のうち，食品成分である糖質が主に微生物の分解作用により変質する過程を腐敗という．

問2 水分活性の高い食品では，通常細菌に比べ，かびの方が増殖しやすい．

問3 冷蔵保存では微生物は静菌状態にあり，一方，冷凍保存では解凍後，食品の腐敗は進行しやすくなる．

問4 腐敗防止において静菌する方法として，水分活性の増大，pHおよび温度の低減，保存料の添加がある．

問5 腐敗防止のための殺菌方法として，わが国ではじゃがいもにγ線照射が行われている．

問6 水分活性は，ある温度における食品を入れた密閉容器内の水蒸気圧（P）とその温度における純水の蒸気圧（P_0）の比であり，食品中の総水分量に占める自由水の割合を表している．

140

問 7 食品中の水分には栄養素と結合している結合水，遊離している自由水などがあり，これら両者とも微生物が利用できる．

問 8 水分活性を下げて腐敗を防止する保存法には砂糖漬け法や酢漬け法がある．

問 9 260 nm 付近の紫外線は透過力が高く，その照射は食品の内部殺菌に有効である．

問 10 腐敗防止における静菌の具体例として，塩漬，加熱後の密封がある．

問 11 魚類に含まれるトリメチルアミンは，還元されて腐敗臭味の原因物質を生成し，初期腐敗の指標になる．

問 12 初期腐敗の判定には，一般食品における生菌数が 10^8 個/g 以上であることやアンモニアや低級アミンなどの揮発性塩基窒素量，ヒスタミン等の不揮発性腐敗アミン量などが用いられる．

問 13 食品中のヒスタミン含有量は，腐敗の指標になる．

問 14 システインの分解で生成する悪臭物質は，スカトールと硫化水素である．

問 15 腐敗反応においてアミノ酸の脱炭酸反応のみでは，リシンからカダベリン，チロシンからチラミン，トリプトファンからスカトールが生成する．

問 16 Trp-P-1 は，腐敗によりトリプトファンから生成するアミンである．

問 17 油脂の変敗は酸敗ともよばれ，空気中の酸素と接触した油脂の過酸化物は，人にとっても有害であり，二重結合が多い不飽和脂肪酸ほど変敗しやすい．

問 18 不飽和脂肪酸を含む油脂のヨウ素価は，酸化により上昇する．

問 19 図 A で，過酸化物価は ③ である．

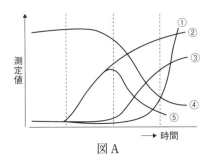

図 A

問 20 図 A で，ヨウ素価は ⑤ である．

問 21 図 A で，酸価は ② である．

問 22 油脂の変敗過程で，ヒドロペルオキシドは鉄などの金属で分解されて，アルデヒドや低級脂肪酸になるため，過酸化物価は増加し，酸価は減少する．

問 23 酸化防止剤を添加すると，油脂の変敗過程において，過酸化物価の減少が遅延する．

142

問 24 変敗した油脂に酸化防止剤を添加するとヨウ素価は上昇する.

問 25 食品添加物として添加したビタミン E は, 不飽和脂肪酸を含む油脂の過酸化物価の上昇を抑制する.

問 26 酸価とは油脂 1 g を中和するのに必要な水酸化カリウムの mg 数であり, 油脂中の遊離脂肪酸量の指標となる.

問 27 ヨウ素価とは油脂 100 g に吸収されるハロゲン量をヨウ素の g 数で表したものであり, 油脂中の飽和脂肪酸量の指標となる.

問 28 過酸化物価とは油脂 1 kg により還元されるヨウ化カリウム中のヨウ素のミリ当量数であり, 油脂中のヒドロペルオキシド量の指標となる.

問 29 酸化により油脂中の脂質ヒドロペルオキシドが増加すると, 過酸化物価の測定において, 滴定に要するチオ硫酸ナトリウムの量は減少する.

問 30 チオバルビツール酸試験値とは油脂 1 kg がチオバルビツール酸と反応して生成する青色色素の吸光度であり, 油脂中のマロンジアルデヒド量などの指標となる.

問 31 油脂 50 g を正確にはかり, 酢酸・クロロホルム (3:2) 混液 25 mL に溶かし, 飽和ヨウ化カリウム溶液 1 mL を加えて振り混ぜ, 暗所に 10 分間放置した後, 水 30 mL およびデンプン試薬 1 mL を加えて 0.01 mol/L チオ硫酸ナトリウム溶液 (f = 1.000) で滴定したところ, 30.0 mL を要した. 空試験では 5.0 mL を要した. この油脂の過酸化物価は 2.5 mEq/kg である.

2-7 食品の腐敗と保存 *143*

問32 不飽和脂肪酸の自動酸化反応によって生成した化学物質Aを含む試験溶液に，窒素置換後ヨウ素溶液を加えてから暗所に放置し，デンプン試薬を指示薬として加え，チオ硫酸ナトリウム溶液で滴定することで，過酸化物価を求めることができる．

化学物質A：

$$\begin{array}{c} \quad\ H_2 \qquad\ H \qquad\quad H \quad H \quad H_2 \\ -C-C=C-C=C-C-C- \\ \quad\ H \qquad\quad H \qquad\quad | \\ \qquad\qquad\qquad\qquad\qquad OOH \end{array}$$

問33 油脂 2.5 g を正確にはかり，中性のエタノール・ジエチルエーテル混液（1：1）20 mL に溶かし，フェノールフタレイン試薬を数滴加えて淡青色を呈するまで 0.05 mol/L KOH 溶液（f = 1.000）で滴定し，12.0 mL を要した．この油脂の酸価は 9.6 mg/g である．

問34 アラキドン酸（分子量 305）のみ含む油脂のヨウ素価は，ヨウ素の分子量を 254 とすると，83.3 g/100 g である．

問35 オレイン酸のみを含む油脂より，リノール酸のみを含む油脂の方が酸化されやすい．

問36 同じ条件で酸化したとき，γ-リノレン酸のみを含む油脂より，α-リノレン酸のみを含む油脂の方が，カルボニル価は著しく速く上昇する．

問37 還元糖がアミノ酸またはタンパク質のアミノ基と反応してメラノイジンを生成することを酵素的褐変現象という．

問38 非酵素的褐変現象はりんご，じゃがいも，バナナなどの皮をむいたときに起こる反応である．

問 39 酵素的褐変現象はポリフェノールオキシダーゼにより食品中のカテキンやタンニンが酸化されて生成する物質が重合し，フェオホルビドを生じることで起こる．

問 40 メイラード反応とは酵素的褐変現象の1つであり，メラノイジンを生じることである．

問 41 糖尿病患者ではグルコースとヘモグロビンによるメイラード反応によって，糖化ヘモグロビンを生成する．

問 42 メイラード反応は，トーストしたパンの褐変や，香気成分の生成に関わる．

問 43 メラノイジンは，抗酸化作用を有している．

問 44 リシンの ε-アミノ基がメイラード反応を受けると，栄養価は低下する．

問 45 魚の焼け焦げ部分に含まれるトリプトファン由来の変異原性物質は，トリプタミンである．

問 46 マーガリンやショートニングなどに含まれるトランス脂肪酸は発がん性を示すため，食品中含有量の表示が義務づけられている．

問 47 魚に含まれる2級アミンが胃の中で塩酸と反応することにより，ニトロソアミンが生じる．

問 48 亜硝酸と2級アミンからのニトロソアミンの生成は，pH が7付近で最も起こりやすい．

2-7 食品の腐敗と保存　　　　　*145*

問 49 ベンゾ[*a*]ピレンは，食品の焦げた部分などに含まれる多環芳香族炭化水素の一種である．

問 50 タンパク質を加熱したときに生成する Glu-P-1 は，エポキシ体に代謝されて変異原性を示す．

問 51 じゃがいもを揚げたときなどに生成するアクリルアミドは，ヘテロサイクリックアミンの一種である．

問 52 アスパラギンを多く含むじゃがいもを加熱してポテトチップスにするとポリフェノールオキシダーゼによりアクリルアミドを生じる．

発展問題

問 53 腐敗によって，トリプトファンから生成する不快臭物質は，トリプタミンとインドールである．

問 54 チロシンの腐敗アミンであるチラミンを多く含むチーズをモノアミンオキシダーゼ阻害剤服用時に摂取すると，血圧降下がみられる．

問 55 くん製加工品は，くん煙によって食品の pH を低下させることで静菌作用を示す．

問 56 メイラード反応によって，トリプトファンの栄養価が低下する．

146

2-7 食品の腐敗と保存　解答

基本問題

問1 × 腐敗とは，食品成分であるタンパク質が分解され，変質する過程をいう．

問2 × 水分活性の高い食品では，かびより細菌の方が増殖しやすい．

問3 ○

問4 × 腐敗防止において静菌する方法として，水分活性の低減がある．

問5 × わが国ではじゃがいもへの γ 線照射は発芽防止のためのみに用いられる．

問6 ○

問7 × 微生物が利用できるのは，食品中の自由水のみである．

問8 × 酢漬け法は pH を低下させることで，増殖を低下させる．

問9 × 紫外線は透過力が低く，その照射は表面殺菌のみ有効である．

問10 × 腐敗防止における殺菌の具体例として，加熱後の密封がある．

問11 × 魚類に含まれるのはトリメチルアミンオキシドで，還元されたトリメチルアミンは不快臭物質である．

問12 ○，**問13** ○

問14 × メルカプタンと硫化水素である．

問15 × トリプトファンの脱炭酸反応のみではトリプタミンが生成する．

問16 × Trp-P-1 は，加熱により生成する．

問17 ○

問18 × 酸化により低下する．

問19 × 過酸化物価は ⑤ である．

2-7 解 答

問 20 × ヨウ素価は ④ である.

問 21 ○

問 22 × ヒドロペルオキシドはアルデヒドや低級脂肪酸になるため, 過酸化物価は減少し, 酸価は増加する.

問 23 × 酸化防止剤を添加すると, 過酸化物価の上昇時期が遅延する.

問 24 × 変敗した油脂に酸化防止剤を添加してもヨウ素価は上昇しない.

問 25 ○, **問 26** ○

問 27 × ヨウ素価は油脂中の不飽和脂肪酸量の指標となる.

問 28 × 過酸化物価とは油脂 1 kg により酸化されるヨウ化カリウム中のヨウ素のミリ当量数である.

問 29 × 増加する.

問 30 × チオバルビツール酸試験値とは油脂 1 g がチオバルビツール酸と反応して生成する赤色色素の吸光度である.

問 31 × $(30.0 - 5.0) / 1000 \times 0.01 \times 1000/50 \times 1000 = 5$ mEq/kg

問 32 × ヨウ素溶液ではなく, ヨウ素カリウムを加える.

問 33 × フェノールフタレイン試薬を数滴加えて淡紅色を呈するまで滴定する. 酸価 (mg/g) $= 0.05 \times 12.0 \times 1 \times 56/2.5 = 13.4$ mg/g

問 34 × アラキドン酸は 4 つの不飽和結合を持つので, ヨウ素価 $= 100/305 \times 4 \times 254 = 333$ g/100 g

問 35 ○

問 36 × α-リノレン酸のみを含む油脂より, γ-リノレン酸のみを含む油脂の方が速く上昇する.

問 37 × 還元糖がアミノ酸またはタンパク質のアミノ基と反応してメラノイジンを生成することは, 非酵素的褐変現象という.

問 38 × 酵素的褐変現象である.

問 39 × 酵素的褐変現象ではポリフェノールオキシダーゼによりメラニンが生成する.

148

問 40　×　メイラード反応とは非酵素的褐変現象の 1 つである.

問 41　○,　問 42　○,　問 43　○,　問 44　○

問 45　×　Trp-P-1 や Trp-P-2 である.

問 46　×　発がん性はなく,表示義務もない.

問 47　×　2 級アミンが発色剤などに含まれる亜硝酸と反応することにより生じる.

問 48　×　pH 3 以下の酸性条件下で最も起こりやすい.

問 49　○

問 50　×　N-水酸化を受け,ニトレニウムイオンやカルボニウムイオンが変異原性を示す.

問 51　×　ヘテロサイクリックアミンではない.

問 52　×　アクリルアミドの生成はメイラード反応によって起こる.

発展問題

問 53　×　トリプトファンから生成する不快臭物質はトリプタミンではなく,スカトールである.

問 54　×　チラミンを多く含むチーズをモノアミノオキシダーゼ阻害剤服用時に摂取すると,血圧上昇がみられる.

問 55　×　くん煙中のホルムアルデヒドやフェノール系化合物などによって殺菌効果を示す.

問 56　×　メイラード反応によって,リシンの栄養価が低下する.

2-8 食品添加物

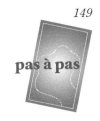

基本問題

問1 食品添加物とは，食品の製造の過程において添加されるものであり，食品の加工を目的に添加されたものは含まない．

問2 食品添加物の使用基準は，ADIを考慮して決められている．

問3 最終的に食品中に残存しないものは食品添加物として取り扱われない．

問4 国際的に使用されている食品添加物の規格基準は，コーデックス委員会の国際食品規格との整合性がはかられている．

問5 食品添加物には，食品衛生法に基づいて，その成分規格や使用基準が規定されている．

問6 生鮮野菜を着色して販売することは禁止されている．

問7 食品添加物は，指定添加物，既存添加物，一般飲食物添加物，天然香料に分類されている．

問 8 既存添加物とは，従来から使用されているが，指定を受けていない化学的合成品以外の添加物をいう．

問 9 指定添加物とは，農林水産大臣が指定した食品添加物のことをいう．

問 10 合成品である指定添加物も天然添加物である既存添加物も，ともに安全性や有効性が確認されている．

問 11 フェニルケトン尿症患者には，砂糖の代わりにアスパルテームを用いる方がよい．

問 12 食品添加物の安全性についての評価には，次世代への影響は含まれない．

問 13 マーケットバスケット方式とは，食品添加物の1年間の摂取量の調査に用いられている方式である．

問 14 食品添加物であっても，キャリーオーバーの場合は表示しなくてよい．

問 15 使用された食品添加物は例外なく表示しなければならない．

問 16 食品添加物はすべて使用基準がある．

問 17 食品添加物である甘味料，着色料，保存料の用途名と物質名は併記しなければならないが，発色剤については物質名のみでよい．

問18 保存料，着色料や乳化剤などの用途に用いられる食品添加物については物質名とともに用途名を表示しなければならない．

問19 L-アスコルビン酸を酸化防止剤として使用した場合は「酸化防止剤（ビタミンC)」と記載し，栄養強化剤として使用した場合は何も記載する必要はない．

問20 食品添加物の安全性は実験動物を用いて行われ，人に対する安全な摂取量の目安としては，実質安全量を安全係数100などで除して得られる許容1日摂取量が用いられる．

問21 次の化合物は，安息香酸（a)，ソルビン酸（b)，プロピオン酸（c）で，すべて酸型保存料である．

a
COOH

b
C_2H_5COOH

c
$CH_3CH=CHCH=CHCOOH$

問22 次の化合物はチアベンダゾールで，塩基性の防かび剤であり，残存量および使用基準の規定が定められている．

$CH_2CHOCH_2CH=CH_2$

Cl

Cl

問 23 イマザリルは防かび剤で，本来ポストハーベスト農薬として使用されていて，使用基準がある.

問 24 次の化合物は *o*-フェニルフェノールで，塩基性の防かび剤であり，残存量および使用基準の規定が定められている.

問 25 次の化合物は，ポストハーベスト農薬として防かび剤として用いられる.

問 26 次の化合物は，殺菌剤として用いられる.

問 27 次亜塩素酸ナトリウムは殺菌料であり，塩基性条件下で効果が大きく，使用基準の規定が定められている.

2-8 食品添加物 153

問 28 次の化合物は，酸化防止剤である．

H$_3$C—（構造式：2H-ピラン環, 2位=O, 3位にCOCH$_3$, 4位にONa）

問 29 次の化合物はブチルヒドロキシアニソール（a）およびジブチルヒドロキシトルエン（b）であり，水溶性の酸化防止剤として用いられ，ラジカルを捕捉して，油脂中の自動酸化を抑制する．

a （(H$_3$C)$_3$C と C(CH$_3$)$_3$ が2位6位, 1位OH, 4位CH$_3$ のフェノール）

b （1位OH, 2位 C(CH$_3$)$_3$, 4位 OCH$_3$ のフェノール）

問 30 エリソルビン酸の 5 位の炭素原子は不斉であり，その異性体が L-アスコルビン酸で，保存料として用いられる．

問 31 次の化合物は，酸化防止剤として用いられ，ラジカル捕捉剤として作用する．

（EDTA 誘導体構造：NaOOC–CH$_2$ と HOOC–CH$_2$ が一方のNに, もう一方のNに CH$_2$COOH と CH$_2$COONa·2H$_2$O）

問 32 発色剤は食肉など動物性食品中の色素と結合することで食品自身の色を安定させ，食品本来の色を保持させる．

154

問 33 発色剤の1つである亜硝酸ナトリウムは1級アミンと反応し，ニトロソアミンを生成する．

問 34 発色剤は肉中のミオグロビンおよびヘモグロビンをそれぞれニトロソミオグロビンおよびニトロソヘモグロビンへと変換することで赤色を発色させる．

問 35 銅クロロフィルおよび硫酸第一鉄は，着色料として食品添加物に指定されている．

問 36 着色料の二酸化チタンは光線過敏症を起こすので，現在食品添加物として使用されていない．

問 37 硫酸第一鉄は，野菜に含まれるアントシアニンと結合し，色調を安定化する．

問 38 着色料は食品に色をつけるために使用され，使用が許可されているタール系着色料は，すべて脂溶性の塩基性ナトリウム塩である．

問 39 わが国で許可されている食用タール色素は，すべてフェノール性水酸基またはカルボキシ基を有する水溶性の酸性色素である．

問 40 二酸化チタンは白色の着色料として使用され，使用基準がない．

問 41 アスパルテームとは，グルタミン酸とフェニルアラニンのメチルエステル体とのジペプチドである．

2-8 食品添加物 155

問 42 ネオテームはアスパルテームと同様にフェニルアラニンを含むので，フェニルケトン尿症患者には使用できない．

問 43 次の化合物は甘味料であり，水に溶けやすく熱に安定で，清涼飲料水に使用される．

問 44 次の化合物はスクラロース（a）およびズルチン（b）であり，甘味料として使用が許可されている．

問 45 漂白剤として，過塩素酸ナトリウムや過硫酸ナトリウムが使用される．

問 46 デヒドロ酢酸，安息香酸，安息香酸ナトリウム，ソルビン酸，プロピオン酸は，すべて保存料として使用が許可されている．

問 47 保存料とは食品中の微生物の増殖を抑制することで食品の鮮度を維持するもので，既に細菌などが増殖したものに対しても有効である．

156

発展問題

問 48 化学的合成品は，化学的に純粋でなければならないため，成分規格が食品添加物公定書に設けられている．

問 49 パラオキシ安息香酸エステル類は保存料で，pH の影響を受けやすいが，抗菌スペクトルは広く，そのうちメチルエステルが最も有効である．

問 50 次の化合物は L-アスコルビン酸の異性体であるエリソルビン酸で，ラジカル捕捉剤として利用され，使用基準はない．

問 51 次の化合物は没食子酸プロピルであり，酸化防止剤として使用され，油脂を着色するためにも用いられている．

問 52 クエン酸イソプロピル，没食子酸プロピル，グアヤク脂，エリソルビン酸，ブチルヒドロキシアニソールは，すべて使用が認められており，酸化防止剤として用いられる．

2-8 食品添加物

問53 過酸化水素は殺菌料であり，最終食品に残存している場合にのみ表示しなければならない．

問54 *dl*-α-トコフェロールは油脂のラジカル捕捉剤として使用されるが，同時に栄養強化を目的として添加されている．

問55 次の化合物はイマザリルで，塩基性の防かび剤であり，使用基準はない．

$$
\begin{array}{c}
\text{N} \\
\diagdown \\
\text{N} \quad\quad \text{N} \\
\diagdown \quad\quad\quad \diagup \\
\text{S} \quad\quad\quad \underset{\text{H}}{\text{N}}
\end{array}
$$

問56 クロロフィルの構造には鉄が含まれており，その鉄を銅やマグネシウムに置換したものが着色料として使用される．

問57 キシリトール（a）や D-ソルビトール（b）は甘味料として使用されている．

a
$$
\begin{array}{c}
\text{CH}_2\text{OH} \\
| \\
\text{HC}-\text{OH} \\
| \\
\text{HO}-\text{CH} \\
| \\
\text{HC}-\text{OH} \\
| \\
\text{HC}-\text{OH} \\
| \\
\text{CH}_2\text{OH}
\end{array}
$$

b
$$
\begin{array}{c}
\text{CH}_2\text{OH} \\
| \\
\text{HC}-\text{OH} \\
| \\
\text{HO}-\text{CH} \\
| \\
\text{HC}-\text{OH} \\
| \\
\text{CH}_2\text{OH}
\end{array}
$$

158

問 58 次の化合物はサッカリンで，甘味料として許可されており，水溶性のため幅広い食品に使用が認められている．

$$O$$

（構造式：ベンゼン環に縮合した NH・SO$_2$ を含む五員環，C=O を持つ） ・ 2H$_2$O

問 59 L-グルタミン酸ナトリウムは調味料として使用されており，ボツリヌス菌に対する抗菌作用も有する．

問 60 臭素酸カリウムは小麦粉の処理剤として，漂白と糖質分解酵素を不活性化するために使用されている．

問 61 新たに使用される食品添加物のうち，化学合成品はすべてポジティブリスト制度が適応されるが，天然物は除外される．

問 62 亜硝酸ナトリウムの食肉発色作用は，メトヘモグロビンやメトミオグロビンの生成に基づく．

問 63 着色料は使用対象食品に関する使用基準があり，鮮魚介類や食肉，野菜類には使用することが禁じられている．

159

2-8 食品添加物　解答

基本問題

問 1　×　食品添加物には，食品の加工を目的に添加されたものも含まれる．

問 2　○

問 3　×　殺菌剤として用いられる過酸化水素は，最終加工品には残存してはならないが食品添加物である．

問 4　○，**問 5**　○，**問 6**　○，**問 7**　○，**問 8**　○

問 9　×　厚生労働大臣が指定した食品添加物である．

問 10　×　指定添加物には天然および合成品があり，既存添加物は指定添加物のような科学的な安全性評価がなされていない．

問 11　×　アスパルテームはフェニルアラニンを含むので用いてはいけない．

問 12　×　次世代への影響についても評価する．

問 13　×　1年ではなく1日である．

問 14　○

問 15　×　使用された食品添加物のうち，加工助剤，キャリーオーバー，栄養強化剤は表示が免除される．

問 16　×　安全性の高いものに対しては使用基準がない．

問 17　×　発色剤についても用途名と物質名の標記が必要である．

問 18　×　乳化剤は一括表示できる．

問 19　○

問 20　×　1日許容摂取量とは最大無毒性量（NOAEL）あるいは最大無影響量（NOEL）を安全係数100などで除して求められる．

問 21　×　bはプロピオン酸，cはソルビン酸で，すべて酸型保存料である．

問 22　×　構造式は防かび剤であるイマザリルである．

解答

160

問 23 ○ イマザリルは柑橘類（ミカンを除く）とバナナ以外の食品には使ってはならないなどの使用基準がある.

問 24 × *o*-フェニルフェノールは酸性の防かび剤である.

問 25 ○ 構造式はフルジオキソニルで，防かび剤として用いられる.

問 26 × 構造式はアゾキシストロビンで，防かび剤として用いられている.

問 27 × 酸性条件下で効果が大きい.

問 28 × 構造式は酸性保存料のデヒドロ酢酸ナトリウムである.

問 29 × ジブチルヒドロキシトルエン（a）とブチルヒドロキシアニソール（b）は脂溶性の酸化防止剤である.

問 30 × エリソルビン酸は酸化防止剤である.

問 31 × エチレンジアミン四酢酸二ナトリウム（EDTA・2Na）は，金属封鎖型酸化防止剤として用いられる.

問 32 ○

問 33 × 亜硝酸ナトリウムは2級アミンと反応し，ニトロソアミンを生成する.

問 34 ○

問 35 × 硫酸第一鉄は漬物，加工豆類（黒豆），果物や野菜に使用されている発色剤である.

問 36 × 使用されている.

問 37 ○

問 38 × すべて水溶性の酸性塩である.

問 39 × スルホン酸基またはカルボキシ基を有する.

問 40 × 二酸化チタンはカステラなど一部の食品に使用してはならないという使用基準がある.

問 41 × アスパルテームとは，アスパラギン酸とフェニルアラニンのメチルエステル体とのジペプチドである.

2-8 解 答

問 42 × ネオテームはフェニルアラニンを含むが，代謝によってフェニルアラニンを生成しないので，フェニルケトン尿症患者に対して使用禁忌になっていない．

問 43 ○ 構造式はアセスルファルカリウムである．

問 44 × ズルチンは許可されていない．

問 45 × 亜塩素酸ナトリウムや亜硫酸ナトリウムが使用される．

問 46 × 保存料として使用が認められているのはデヒドロ酢酸ナトリウムである．

問 47 × 保存料は，既に細菌などが増殖したものに対しては無効である．

発展問題

問 48 ○

問 49 × pH の影響を受けにくいが，抗菌スペクトルは狭い．メチルエステルは許可されていない．

問 50 × 構造式はアスコルビン酸で，エリソルビン酸は使用基準がある．

問 51 × 油脂を着色するためには用いられない．

問 52 ○

問 53 × 過酸化水素は殺菌料であり，最終食品に残存していてはならない．

問 54 × 栄養強化を目的としていない．

問 55 × 構造式はチアベンダゾールで，使用基準がある．

問 56 × クロロフィルの構造にはマグネシウムが含まれている．

問 57 × D-ソルビトールは a で，キシリトールは b である．

問 58 × サッカリンは，不溶性なのでガムにしか用いられない．サッカリンナトリウムは水溶性なので幅広い食品に使用が認められている．

162

問 59 × ボツリヌス菌に対する抗菌作用も有する食品添加物は，発色剤の亜硝酸ナトリウムである．

問 60 × タンパク質分解酵素を不活性化するために使用される．

問 61 × 天然か化学合成品かを問わず，すべてポジティブリスト制度が適応される．

問 62 × 亜硝酸は食品中で還元されて NO となり，ニトロソヘモグロビンやニトロソミオグロビンを生成する．

問 63 ○

2-9 食中毒（細菌型およびウイルス型食中毒）

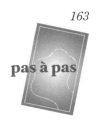

基本問題

問1 わが国では，自然毒による食中毒患者数は細菌によるものよりも少ない．

問2 ウイルス性食中毒の発生件数は，腸管出血性大腸菌によるものより少ない．

問3 毒素型食中毒は，菌が食品中で増殖する際に毒素を産生し，その毒素を摂取することにより発症する．

問4 感染型食中毒は，多量の菌を食品とともに摂取して，その菌が腸管内で増殖することによって発症する．

問5 毒素型食中毒を引き起こすものには，黄色ブドウ球菌，ボツリヌス菌，腸炎ビブリオ，ウェルシュ菌があり，どれも耐熱性毒素である．

問6 毒素型食中毒は食前加熱により予防でき，感染型食中毒の潜伏期間は毒素型食中毒に比べ短い．

164

問 7　細菌による食中毒の発生件数は，サルモネラ属菌がカンピロバクター・ジェジュニ/コリよりも多い．

問 8　日本でのカンピロバクター・ジェジュニ/コリによる食中毒の発生件数は，ノロウイルスなどに比べわずかである．

問 9　最近 10 年間で，わが国において，発生患者数が最も多い食中毒の原因物質は，カンピロバクター・ジェジュニ/コリである．

問 10　カンピロバクター・ジェジュニ/コリはグラム陰性の球菌であり，食中毒の防止には加熱調理が有効である．

問 11　カンピロバクター・ジェジュニ/コリの食中毒における潜伏期間は，細菌性食中毒の中では短い．

問 12　カンピロバクター・ジェジュニ/コリによる食中毒は，増殖した多量の菌を摂取することで引き起こされるため，一次汚染予防が重要である．

問 13　カンピロバクター・ジェジュニ/コリは鳥類などの腸管に常在し，鶏肉を汚染しやすい．

問 14　野生生物により汚染された環境水を飲むことにより，カンピロバクター・ジェジュニ/コリによる食中毒を発症することがある．

問 15　かつて，牛レバーの生食により，カンピロバクター・ジェジュニ/コリによる食中毒を発症することがあった．

2-9 食中毒（細菌型およびウイルス型食中毒）

問16 カンピロバクター・ジェジュニ/コリは乾燥に弱いため，殻の表面が乾燥している鶏卵の生食による発症リスクは低い．

問17 カンピロバクター・ジェジュニ/コリによる食中毒は，再興感染症の1つに位置づけられている．

問18 黄色ブドウ球菌はグラム陰性の桿菌であり，激しい下痢を起こすことで知られている．

問19 黄色ブドウ球菌による食中毒は毒素型食中毒であり，そのエンテロトキシンは易熱性である．

問20 黄色ブドウ球菌は，グラム陽性で芽胞を形成する．

問21 *Staphylococcus aureus* は感染型食中毒を引き起こす．

問22 サルモネラ属菌は毒素型食中毒を引き起こすので，汚染された鶏卵などを十分加熱しても予防することはできない．

問23 *Salmonella enterica serovar Enteritidis* は毒素型食中毒を引き起こす．

問24 ボツリヌス菌はグラム陽性の桿菌であり，神経麻痺症状を起こすことで知られている．

問25 ボツリヌス菌は，缶詰や真空パックなど密閉された食品中で毒素を産生し，体内に取り込まれると，シナプス小胞からのアセチルコリンの放出を促進する．

問 26 ボツリヌス菌が食中毒を引き起こし，破傷風菌が食中毒を引き起こさない理由は，毒素の耐熱性の違いである．

問 27 ボツリヌス菌による食中毒の予防には，冷蔵したり冷凍するなど菌が増殖しにくい状態に食品を保つことである．

問 28 ボツリヌス菌の毒素は易熱性であるので食品を食べる前に十分に加熱することなどが有効である．

問 29 蜂蜜にはボツリヌス菌の芽胞が含まれることがあるため，腸内細菌叢が未熟な乳児が蜂蜜を摂取すると，ボツリヌス症を発症し，呼吸困難や呼吸停止に陥ることがある．

問 30 腸炎ビブリオはグラム陽性の細菌であり，好塩性であることが知られている．

問 31 腸炎ビブリオは真水中では溶菌するので，水道水による魚介類の洗浄は食中毒予防に有効である．

問 32 腸炎ビブリオの毒素は耐熱性の溶血毒であり，血液寒天培地での培養時に神奈川現象が認められる．

問 33 腸炎ビブリオの原因食品は海産魚介類であり，調理器具からの二次汚染はない．

問 34 ウェルシュ菌はグラム陰性の桿菌であり，毒素としてエンテロトキシンを産生することが知られている．

2-9 食中毒（細菌型およびウイルス型食中毒）　　167

問 35　ウェルシュ菌は，カレーやシチューなどの食品が原因となることが多く，再加熱することで予防できる．

問 36　ウェルシュ菌は，*Clostridium botulinum* という学名の偏性嫌気性菌である．

問 37　最近1年あたりのウェルシュ菌による食中毒の発生件数は，腸炎ビブリオによる食中毒より少ない．

問 38　最近のウェルシュ菌による食中毒1件あたりの平均患者数は，カンピロバクター・ジェジュニ/コリによる食中毒に比べて多い．

問 39　ウェルシュ菌による食中毒の潜伏期間は3日～1週間と長く，主要症状は腹痛と水様性下痢である．

問 40　セレウス菌は偏性嫌気性菌で，耐熱性芽胞を形成し，食品中で産生した毒素が嘔吐や下痢などの食中毒を引き起こす．

問 41　セレウス菌はグラム陰性の桿菌であり，アデニル酸シクラーゼを活性化して，下痢を起こす．

問 42　腸管出血性大腸菌はグラム陽性の球菌であり，ベロ毒素を産生し，水様性下痢を引き起こす．

問 43　腸管出血性大腸菌は，強い酸抵抗性を示すので，少量の菌摂取でも腸管で菌が増殖し，産生されたベロ毒素で溶血性尿毒症症候群や脳症を引き起こす．

168

問 44 腸管出血性大腸菌の産生するベロ毒素は，赤痢菌の産生する志賀毒素に類似しているので，その症状は赤痢に似ている．

問 45 腸管出血性大腸菌による下痢症は，食品中で産生されたベロ毒素の経口摂取による．

問 46 腸管出血性大腸菌感染症は，新興感染症の1つである．

問 47 コレラは汚染された水や食物を摂取することにより感染し，水様性下痢を引き起こす．

問 48 コレラ毒素は，腸管の上皮細胞のアデニル酸シクラーゼを活性化して，電解質とともに水分を流出させる．

問 49 赤痢菌は大腸の上皮細胞に侵入し，細胞内で増殖した菌は，志賀毒素を産生して下痢を引き起こす．

問 50 ノロウイルスによる食中毒の発生は冬期に多く，サルモネラ菌による食中毒患者数の次に多い．

問 51 ノロウイルスによる胃腸炎は，カキなどの二枚貝の生食が原因となる場合があり，吐物によって人へ二次感染する場合もあるので，予防には60℃程度の加熱が必要である．

問 52 ノロウイルスはおよそ100個のウイルス粒子で感染が成立し，患者の吐物や糞便を介して二次感染する．

問 53 水や食べ物を介して感染する肝炎ウイルスにはA型がある．

2-9　食中毒（細菌型およびウイルス型食中毒）　　　*169*

問54　ブタのレバーを生で食べることにより，A型肝炎ウイルスに感染するリスクが高い．

問55　生魚摂取により生じるクドアやアニサキスなどの寄生虫による食中毒は，生魚を長時間冷凍しても防ぐことはできない．

問56　主に魚介類を介して感染し，激しい腹痛を引き起こす原虫はトキソプラズマ原虫である．

発展問題

問57　カンピロバクター・ジェジュニ/コリは，グラム陰性・微好気性で，冷蔵庫内など比較的低温な環境下では生存できない．

問58　ウェルシュ菌は別名ガス壊疽菌ともいわれ，食中毒の症状として肺炎症状が認められる．

問59　腸管毒素原性大腸菌が産生した易熱性のエンテロトキシンは，アデニル酸シクラーゼを活性化し，cAMPが上昇することで水様性下痢を引き起こす．

問60　腸管出血性大腸菌は通性嫌気性グラム陰性桿菌で，ベロ毒素産生株は，必ず細胞表面の糖鎖として，O157抗原を有する．

170

2-9 食中毒（細菌型およびウイルス型食中毒） 解答

基本問題

問1 ○

問2 × ウイルス性食中毒の発生件数は，腸管出血性大腸菌によるものより多い．

問3 ○，問4 ○

問5 × 腸炎ビブリオとウェルシュ菌は感染型で，ボツリヌス菌の毒素は耐熱性ではない．

問6 × 食前加熱により予防できない．また，感染型食中毒の潜伏期間は毒素型食中毒に比べ長い．

問7 × カンピロバクター・ジェジュニ/コリの方がサルモネラ属菌よりも多い．

問8 × 発生件数はカンピロバクター・ジェジュニ/コリが最も多い．

問9 × ノロウイルスである．

問10 × グラム陰性の桿菌であり，らせん状である．

問11 × 潜伏期間は，細菌性食中毒の中では長い．

問12 × 少量の菌の摂取でも引き起こされるので，調理器具や手指を介した生食野菜などへの二次汚染の防止が重要である．

問13 ○，問14 ○，問15 ○，問16 ○

問17 × 新興感染症の1つに位置づけられている．

問18 × グラム陽性の球菌であり，嘔吐が主な食中毒症状である．

問19 × 耐熱性である．

問20 × グラム陽性で芽胞を形成しない．

問21 × 毒素型食中毒を引き起こす．

問22 × 感染型食中毒を引き起こす．

問23 × 感染型食中毒を引き起こす．

問24 ○

問25 × アセチルコリンの放出を阻害する．

2-9 解答

問 26 × 毒素の耐酸性の違いである.

問 27 ○, 問 28 ○, 問 29 ○

問 30 × グラム陰性菌である.

問 31 ○, 問 32 ○

問 33 × 調理器具からの二次汚染がある.

問 34 × グラム陽性の桿菌である.

問 35 × 再加熱により予防できない.

問 36 × *Clostridium perfringens* という学名である.

問 37 × 腸炎ビブリオによる食中毒より多い.

問 38 ○

問 39 × 潜伏期間は6～18時間である.

問 40 × セレウス菌は通性嫌気性菌である.

問 41 × グラム陽性である.

問 42 × グラム陰性の桿菌である.

問 43 ○, 問 44 ○

問 45 × 感染型食中毒の原因菌である.

問 46 ○, 問 47 ○, 問 48 ○, 問 49 ○

問 50 × サルモネラ菌による患者数より多い.

問 51 × 85℃で1分以上の加熱や次亜塩素酸ナトリウムによる消毒で死滅する.

問 52 ○, 問 53 ○

問 54 × E型肝炎ウイルスに感染するリスクが高い.

問 55 × 防ぐことができる.

問 56 × アニサキスである.

発展問題

問 57 × 比較的低温な環境下で生残しやすい.

問 58 × 肺炎症状が認められることはない.

問 59 ○

172

問 60 × O26，O111，O104 などもベロ毒素を産生する腸管出血性大腸菌である．

2-10 食中毒（自然毒食中毒） pas à pas

基本問題

問1 テトロドトキシン，サキシトキシン，シガトキシンは，食物連鎖によって魚介類に蓄積する自然毒である．

問2 テトロドトキシンは脂溶性で水に溶けにくく，耐熱性である．中毒症状として Ca イオンの透過性を抑制し，運動麻痺や呼吸麻痺を起こす．

問3 シガテラの原因毒素であるシガトキシンは，ドライアイスセンセーションを引き起こす．

問4 シガテラの原因となる魚類は主に熱帯から亜熱帯にかけて生息しているため，わが国ではシガテラ発症の報告はない．

問5 シガトキシンは有毒渦鞭毛藻を捕食した魚介類を摂取することで生じる食中毒の原因物質であり，Ca イオン透過性を亢進させることにより，症状として神経障害を引き起こす．

問6 サキシトキシンは，電位依存的 Na チャネルを選択的に亢進し，呼吸停止を起こす．

174

問 7 動物性食中毒の中で発生件数の多い麻痺性貝毒には，ジノフィシストキシンやオカダ酸がある.

問 8 イシナギは肝臓にビタミンAを，バラムツはワックスエステルを，アブラボウズはトリグリセリドを多量に含むことから，食中毒の原因となる.

問 9 ピロフェオホルビドaはクロロフィルの分解産物でアワビの中腸腺などに含まれ，光過敏性皮膚炎を起こす.

問 10 ビルマ豆類に含まれるアミグダリンやアーモンドに含まれるファゼオルナチンは青酸配糖体であるので，植物由来あるいは腸内細菌の β-グルコシダーゼによってシアン化水素を発生する.

問 11 アミグダリンは分解するとシアン化水素が生じる.

問 12 アミグダリンの毒性の発現機序は，キサンチンオキシダーゼの阻害による，細胞呼吸抑制である.

問 13 ソテツの種子にはサイカシンが含まれ，肝臓や腎臓に腫瘍が引き起こされる.

問 14 サイカシンは腸内細菌の β-グルコシダーゼにより分解され，最終的にメチルカチオンが遊離することで毒性が発現する.

問 15 じゃがいもの芽や皮の部分に多く含まれるソラニンやチャコニンは熱に不安定なため，加熱処理によりこれらによる食中毒を防ぐことができる.

2-10 食中毒（自然毒食中毒）   *175*

問 16 ソラニンやチャコニンはコリンエステラーゼを阻害する.

問 17 チョウセンアサガオやハシリドコロの有毒成分として，アトロピン，スコポラミン，プタキロシドなどがある.

問 18 トリカブトはアコニチンが，シビレタケはシロシビンが有毒成分である.

問 19 イヌサフランの球根にはコルヒチンが含まれるため，誤食すると呼吸不全などを起こし死に至ることがある.

問 20 ワラビの有毒成分は，水溶性で易熱性であるため，あく抜きにより取り除くことができる.

問 21 食中毒により心室性不整脈を起こす可能性のある植物としてジギタリスがあり，その成分はジギトキシンである.

問 22 ベニテングタケやタマゴテングタケの有毒成分は，中枢神経障害を起こす.

問 23 タマゴテングタケの主な有毒成分はムスカリンである.

問 24 ツキヨタケによる食中毒は胃腸障害を引き起こす.

問 25 シビレタケの有毒成分の構造は，トリプタミン構造を含みセロトニンの構造と類似している.

問 26 アフラトキシンは肝ミクロソームでシトクロム P450 によりエポキシ化され，発がん性を示す.

問 27 アフラトキシンは *Aspergillus* 属，T-2 トキシンは *Penicillium* 属のかび毒である．

問 28 マイコトキシンはかびが産生する低分子化合物で，毒キノコ中毒と同様に急性毒性が主に現れる．

問 29 1種類のかびからは1種類のマイコトキシンのみが産生される．

問 30 マイコトキシンはかびと同じように加熱処理すると分解されるので，穀物などはよく加熱調理することが重要である．

問 31 アフラトキシンは肝がんを引き起こすマイコトキシンで，B_1，B_2，G_1，G_2，M_1，M_2 があり，そのうち，B_1 が最も毒性が強い．

問 32 アフラトキシンの分析には蛍光検出器が用いられる．

問 33 赤かび属が産生するニバレノールは，神経障害を引き起こす．

問 34 りんごに寄生するコウジかび属から産生されるパツリンは，神経障害を引き起こす．

問 35 ステリグマトシスチンが発がん性を示すのはアフラトキシンと同様に，エポキシド体が DNA やタンパク質と結合するためである．

問 36 ルテオスカイリンは，黄変米の *Fusarium* 属かびによって産生され，腎障害を引き起こす．

問 37 *Penicillium* 属かびから産生されるパツリンは，神経毒性を示すため，りんごジュースなどに規制値が設定されている．

2-10 食中毒（自然毒食中毒） *177*

問38 シトリニンは肝障害を，エルゴタミンは知覚障害を引き起こすマイコトキシンである．

発展問題

問39 ソラニンは，ステロイド骨格を持つソラニジンの配糖体で，ゆでるよりも蒸す方が中毒になりにくい．

問40 ソテツ種子に含まれるサイカシンは，非経口投与ではさらに発がん性を示しやすい．

問41 野菜などに含まれる硝酸塩が口腔細菌により還元されて生成した亜硝酸塩と，魚介類に多く含まれる2級アミンは，胃内で酵素的に反応し，発がん性のニトロソアミンを生成する．

問42 輸入ピーナッツ中の含有量は，総アフラトキシン 10 μg/kg 以下と規制されている．

問43 オクラトキシンAは，*Aspergillus* 属だけが産生するかび毒で，穀類，豆類，乾燥果実などから検出され，肝臓がんや腎臓がんを引き起こす．

問44 デオキシニバレノールはトリコテセン系マイコトキシンで，小麦の *Claviceps* 属かびから産生されて造血機能障害を引き起こすため，食品衛生法で残留基準値（1.1 μg/g）が設定されている．

解答

178

2-10 食中毒（自然毒食中毒） 解答

基本問題

問1 ○

問2 × 中毒症状として Na イオンの透過性を抑制し，運動麻痺や呼吸麻痺を起こす．

問3 ○

問4 × 沖縄などでは報告がある．

問5 × シガトキシンは Na イオン透過性を亢進させる．

問6 × サキシトキシンは Na イオンの透過性を抑制する．

問7 × ジノフィシストキシンやオカダ酸は下痢性貝毒である．

問8 ○，**問9** ○

問10 × アミグダリンはアーモンドに，ファゼオルナチンはビルマ豆類に含まれる．

問11 ○

問12 × アミグダリンの毒性の発現機序は，シトクロム *c* オキシダーゼの阻害による細胞呼吸抑制である．

問13 ○，**問14** ○

問15 × 耐熱性なので，防ぐことができない．

問16 ○

問17 × プタキロシドはワラビに存在する発がん物質である．

問18 ○，**問19** ○，**問20** ○

問21 × 代表的な植物としてトリカブトがあり，その成分はアコニチンである．

問22 × タマゴテングタケは，激しい下痢を引き起こす．

問23 × タマゴテングタケの主な有毒成分はアマニチンである．

問24 ○，**問25** ○，**問26** ○

問27 × T-2 トキシンは *Fusarium* 属のかび毒である．

問28 × マイコトキシンは，主に慢性毒性が現れる．

2-10 解 答 *179*

問 29 × 1種類のかびから複数のマイコトキシンを産生する場合もある.

問 30 × かびは加熱調理で死滅するが，マイコトキシンはほとんど分解されない.

問 31 ○, **問 32** ○

問 33 × 造血機能障害を引き起こす.

問 34 × 青かび属から産生されるマイコトキシンである.

問 35 ○

問 36 × ルテオスカイリンは，*Penicillium* 属かびから産生され，肝障害や肝がんを引き起こす.

問 37 ○

問 38 × シトリニンは腎障害を引き起こすマイコトキシンである.

発展問題

問 39 × ソラニンは，耐熱性かつ水溶性であるので，ゆでることによって溶出させることができる.

問 40 × サイカシンは腸内細菌の β-グルコシダーゼで代謝的活性化されるので，非経口投与では発がん性を示しにくい.

問 41 × 2級アミンは，胃内の酸性条件で非酵素的に発がん性のニトロソアミンを生成する.

問 42 ○

問 43 × オクラトキシン A は *Penicillium* 属かびからも産生される.

問 44 × デオキシニバレノールは *Fusarium* 属かびによって産生される.

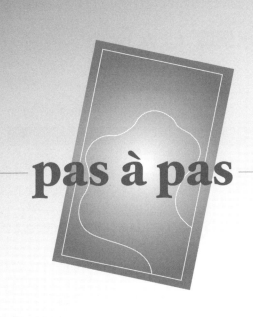

第3章

環境衛生

3-1 水環境（上水）

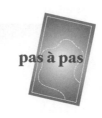

基本問題

問1 わが国では，水道水源としての取水量は，地下水より表層水の方が多い．

問2 水道水の水源として，現在，伏流水の使用量が最も多い．

問3 深井戸からの原水は，気象条件に影響されにくく，水量，水質ともに安定している．

問4 地下水は，表層水に比べ，自浄作用が強く汚染されにくい．

問5 湖沼水は，自浄作用が小さいため，一度汚染されるとその状態が続く．

問6 上水道の水源としての地表水は，地下水に比べ，一般に溶存している無機物の量が少ない．

問7 地下水は地表水に比べて一般に有機物を多く含む．

問8 伏流水は，細菌や藻類が産生するかび臭が原因の着臭問題を起こすことが多い．

3-1 水環境（上水）

問 9 わが国の大都市における 1 人 1 日当たりの水の平均使用量は，約 30 L である．

問 10 浄水法は，基本的には沈殿→消毒→ろ過の順に進行する．

問 11 緩速ろ過法では砂層の表面に生物ろ過膜ができ，これによって有機物の酸化，分解，吸着が行われる．

問 12 緩速ろ過法と急速ろ過法の工程では，いずれも生物ろ過膜が重要な役割を果たす．

問 13 緩速ろ過法は，原水中のフミン質の除去効果が高い．

問 14 緩速ろ過法は，急速ろ過法に比べて広い敷地面積を必要とする．

問 15 急速ろ過法では，一般的に凝集剤としてアルミニウム化合物が用いられる．

問 16 水道原水中のアンモニアを除去する方法として活性炭処理がよく行われる．

問 17 普通沈殿 – 緩速ろ過法は，わが国で最も利用されている浄化法である．

問 18 緩速ろ過法は，水中の有機物の除去率において，急速ろ過法に比べて劣る．

問 19 薬品沈殿とは，凝集剤として硫酸アルミニウムを添加することにより，負電荷を持つ汚濁粒子を電気的に中和し，凝集塊として沈殿させる方法である．

問 20 急速ろ過法では，主に生物化学的作用により，ろ過を行う．

問 21 緩速ろ過法，急速ろ過法のいずれを用いても，わが国の水道水では塩素剤による消毒が義務づけられている．

問 22 わが国の水道水質基準では，水道水から大腸菌，一般細菌とも検出されてはならない．

問 23 飲料水中に大腸菌が検出された場合，その水がし尿によって汚染されていることを示す．

問 24 水道水質基準において，大腸菌の検出方法として乳糖ブイヨン法が指定されている．

問 25 特定酵素基質培地法では，β-ガラクトシダーゼの基質が培地に含まれており，それが大腸菌により分解されて生じる青色の蛍光を観察する．

問 26 水道水質基準の適合判定には，大腸菌の定量試験が必要である．

問 27 水道水中のナトリウムおよびその化合物は，水道法施行規則に基づいて下限値が定められている．

問 28 水道水中のカルシウム，マグネシウムなど（硬度）は，水道法施行規則に基づいて下限値が定められている．

3-1 水環境（上水）

問 29 水道水中の亜鉛およびその化合物は，水道法施行規則に基づいて下限値が定められている．

問 30 水道水中の残留塩素は，水道法施行規則に基づいて下限値が定められている．

問 31 アミンやフミン質等が含まれている水を塩素消毒することにより主としてホルムアルデヒド，クロロフェノール，トリクロロエチレンが副生成物として生じる．

問 32 水道水中のトリハロメタンは，オゾン処理により生じる．

問 33 クロロホルム，ジブロモクロロメタン，ブロモジクロロメタンおよびブロモホルムは，それぞれの基準値に加えて，総トリハロメタンとしての基準値が設定されている．

問 34 飲料水中のトリハロメタンは，飲料水を煮沸しても除去できない．

問 35 トリハロメタンの濃度が高いと色度，濁度のいずれも高くなる．

問 36 飲料水をイオン交換樹脂のカラムに通すことにより，飲料水中のトリハロメタンを除去することができる．

問 37 インドフェノール法は，水道水のトリハロメタン類を測定する試験法である．

問 38 亜硝酸態窒素は，し尿の混入により増加する．

問 39 硝酸態窒素と亜硝酸態窒素の和について，水道水の水質基準値が設定されている．

問 40 硝酸銀滴定法（モール法）は，水道水の硝酸態窒素および亜硝酸態窒素を測定する試験法である．

問 41 全有機炭素（TOC）の測定値は，水道水中の還元性無機イオンの影響を受けやすい．

問 42 蒸発残留物は TOC 値として基準値が設定されている．

問 43 水道法の水質基準では，塩化物イオンの濃度の上限値が定められている．

問 44 水道水の水質基準には農薬に関する項目はない．

問 45 塩化物イオン濃度は，し尿などの混入があるとその値が増加する．

問 46 ジェオスミン，2-メチルイソボルネオール，クロロフェノールは，水道水のかび臭の原因物質である．

問 47 水道水の異臭の原因として，水源に大量発生した放線菌や藍藻類があげられる．

問 48 硬度は，水中の Ca^{2+} および Mg^{2+} 量をそれぞれ $CaCO_3$ および $MgCO_3$ 量（mg/L）で表したものの和である．

3-1 水環境（上水） *187*

問 49 カルシウムやマグネシウムの酸性炭酸塩（重炭酸塩）に由来する硬度を一時硬度という.

問 50 エチレンジアミン四酢酸（EDTA）による滴定法（エリオクロムブラック T 法）は，水道水の総硬度を測定する試験法である.

問 51 硬度の測定では EDTA とカルシウムイオンおよびマグネシウムイオンは 1：2 で反応する.

問 52 清涼飲料水として市販されている水の栄養成分の表示（1,000 mL あたり）が，Na 201 mg，Mg 25.0 mg，K 8.50 mg，Ca 15.4 mg であったとき，この水の総硬度の値は 100 mg/L である．ただし，原子量は，Na＝23.0，Mg＝24.3，K＝39.1，Ca＝40.1，C＝12.0，O＝16.0 とする.

問 53 塩素消毒は，ほかの消毒法と比較して経済的であり，消毒効果および残留効果が高い.

問 54 塩素消毒の塩素処理剤として，液体塩素または次亜塩素酸塩が通常用いられる.

問 55 次亜塩素酸（HClO）の殺菌力はその還元作用に基づく.

問 56 次亜塩素酸（HClO）は pH 8～10 で殺菌力が最大となる.

問 57 残留塩素の殺菌力は，HClO＜ClO⁻＜クロラミンの順に高く，安定性はその逆である.

問 58 残留塩素は，試料採取現場で直ちに測定しなければならない.

問 59 原水に塩素を注入しても，残留塩素濃度が上昇しない場合がある．

問 60 塩素要求量とは水に塩素を注入し，はじめて遊離残留塩素を認めるのに必要な塩素注入量（mg/L）をいう．

問 61 水道原水に塩素を注入すると，塩素注入量と残留塩素濃度について図Aのような関係がみられた．図中のaの塩素注入量を塩素要求量という．

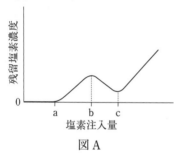

図 A

問 62 図Aの（b − a）の塩素注入量を塩素消費量という．

問 63 図Aのaとcの間で主に検出される残留塩素は結合残留塩素である．

問 64 わが国の水道水消毒では，図Aのb以上の塩素量を注入する方法が用いられている．

問 65 水中の鉄（Ⅱ）イオンと鉄（Ⅲ）イオンは，塩素消費量の原因になる．

3-1 水環境（上水）

問 66 水中の亜硝酸イオンと硝酸イオンは塩素消費量の原因になる.

問 67 水中のアンモニウムイオンは，塩素消費量の原因になる.

問 68 塩素消毒の主な目的は，有機物の分解により生じたアンモニアやアミン類の酸化である.

問 69 塩素処理で，飲料水中の微生物をすべて死滅させることができる.

問 70 クリプトスポリジウム症の原因となる原虫のオーシストは，上水の塩素消毒により死滅する.

問 71 クリプトスポリジウムは，煮沸しても死滅しない.

問 72 水道水中の残留塩素を検査したところ，遊離残留塩素濃度は 0.2 mg/L，結合残留塩素濃度は 0.3 mg/L であった．この場合，結合残留塩素が基準を満たしていないので，塩素消毒は不十分である.

問 73 給水栓での残留塩素濃度は，遊離残留塩素として 0.1 mg/L 以上，または結合残留塩素として 0.4 mg/L 以上でなければならない.

問 74 ジエチル-p-フェニレンジアミン（DPD）法による水道水中の残留塩素の測定において，$HClO$，NH_2Cl，$NHCl_2$，NCl_3 は，いずれも DPD と速やかに反応して赤色を呈する.

問 75 塩化物イオン，過マンガン酸カリウム消費量および総トリハロメタンは，プール水の検査項目である.

190

問 76 大腸菌と一般細菌は，プール水の検査項目である．

問 77 プール水の遊離残留塩素の基準値は，0.2 mg/L 以上である．

発展問題

問 78 ダム湖水は，沈殿などによる自浄作用が盛んであるが，藻類などの過剰繁殖により水の着臭が起こりやすい．

問 79 地下水は地表水に比べ遊離炭酸が多く，清涼味があるが，微生物による汚染を受けやすい．

問 80 一般的に地表水は軟水，地下水は硬水であり，わが国の水道水は欧州に比べ硬度が高い．

問 81 普通沈殿法は，一般に物理的作用のみが働く急速ろ過とともに用いられる．

問 82 わが国における水道水の消毒には，塩素消毒をはじめ，オゾンや紫外線照射などによる方法がある．

問 83 一般細菌数は，し尿や下水による汚染があるとき以外は，通常，ゼロになる．

問 84 特定酵素基質培地法は大腸菌中のシトクロム c オキシダーゼが MUG を 4-メチルウンベリフェロンへ分解することを利用した方法である．

3-1 水環境（上水）

問85 アルミニウムの水質基準は，アルミニウムの神経障害作用の観点から定められた．

問86 水道水中にマンガンが多いと，水道管内に堆積物をつくり，これが流出して水を白濁させるいわゆる白水の原因になる．

問87 トリクロロ酢酸は，フミン質など有機物の多い水を塩素で消毒した際に生成する．

問88 水道水質基準のフェノール類と全有機炭素（TOC）は，水道水の下水やし尿による汚染の指標である．

問89 カドミウムは，パージトラップ-ガスクロマトグラフ-質量分析法により分析する．

問90 シアン化物イオンは，イオンクロマトグラフ-ポストカラム吸光光度法（IC-PC法）で分析する．

問91 非イオン界面活性剤は，固相抽出後，蛍光検出器付高速液体クロマトグラフ法（蛍光検出器付HPLC）により分析する．

問92 オルトフェナントロリン法は，水道水のホルムアルデヒドを測定する試験法である．

問93 水道水の色，濁りおよび消毒の残留効果は，毎日1回以上検査される水質検査項目である．

問94 還元性無機物を含有する水道原水に次亜塩素酸を注入すると，不連続点が認められる．

192

問 95 DPD 法では，DPD 試薬と試料水の混合液にヨウ化カリウムを加えて吸光度を測定することで結合残留塩素のみが測定できる．

問 96 ポーラログラフ法では，電極を試料水にひたし，電圧をかけたときに流れる電流を測定して残留塩素濃度を求める．

問 97 電流法で遊離残留塩素を測定するには，試料水にリン酸緩衝液を加え，電流滴定器に入れ，フェニルアルセノオキサイド溶液で滴定する．

3-1 水環境（上水） 解答

基本問題

問 1 ○

問 2 × ダム湖水が水道水源として最も多く使われている.

問 3 ○

問 4 × 地下水は，表層水に比べ，自浄作用が弱い.

問 5 × 湖沼水は，自浄作用が大きいが，水が停留しやすいため，一度汚染されるとその状態が続く.

問 6 ○

問 7 × 地表水は，一般に地下水より有機物を多く含む.

問 8 × 伏流水は，地下に浸透した水で細菌や藻類が繁殖しにくい.

問 9 × 平均使用量は，約 360 L である.

問 10 × 基本的には沈殿→ろ過→消毒の順に進行する.

問 11 ○

問 12 × 急速ろ過法では生物ろ過膜はほとんど効果を示さない.

問 13 × 緩速ろ過法，急速ろ過法ともにフミン質の除去効果は低い.

問 14 ○，問 15 ○

問 16 × アンモニアの除去として前塩素処理や曝気処理が行われる.

問 17 × 薬品凝集沈殿－急速ろ過法が最も利用されている.

問 18 × 緩速ろ過法は，急速ろ過法と比べて一般的に有機物の除去率が高い.

問 19 ○

問 20 × 急速ろ過法では，緩速ろ過法と比べて微生物の影響が少ない.

問 21 ○

問 22 × 一般細菌に関する水道水質基準は，100 集落/mL 以下である.

問 23 ○

問 24 × 特定酵素基質培地法が指定されている.

解答

194

問 25 × β-グルクロニダーゼの基質が培地に含まれている.

問 26 × 水道水質基準で, 大腸菌は「検出されないこと」と定められ
ており, 大腸菌の定量試験は必要ではない.

問 27 × ナトリウムおよびその化合物は, 水道法により上限値が定め
られている.

問 28 × カルシウム, マグネシウム等（硬度）は, 水道法により上限
値が定められている.

問 29 × 亜鉛およびその化合物は, 水道法により上限値が定められて
いる.

問 30 ○

問 31 × アミンやフミン質の塩素消毒によりクロロフェノールとトリ
クロロエチレンはほとんど生じない.

問 32 × 塩素処理によりトリハロメタンが生じやすい.

問 33 ○

問 34 × トリハロメタンは, 煮沸により除去できる.

問 35 × トリハロメタンの水に対する溶解度は小さく, 通常, 色度,
濁度に影響しない.

問 36 × トリハロメタンはイオン交換樹脂で除去することはできな
い.

問 37 × トリハロメタン類の測定にはパージトラップ-ガスクロマト
グラフ-質量分析法, ヘッドスペース-ガスクロマトグラフ-
質量分析法を用いる.

問 38 ○, **問 39**　○

問 40 × 硝酸態窒素および亜硝酸態窒素は, イオンクロマトグラフ法
で測定する.

問 41 × 水道水中の還元性無機イオンの影響を受けにくい.

問 42 × TOC 値は全有機炭素量であり, 蒸発残留物とは異なる項目
である.

問 43 ○, **問 44**　○, **問 45**　○

3-1 解答

問 46 × クロロフェノールは，水道水のかび臭の原因物質ではない．
問 47 ○
問 48 × 硬度は，Ca^{2+} および Mg^{2+} 量を $CaCO_3$ 量（mg/L）で表したものである．
問 49 ○，問 50 ○
問 51 × EDTA とカルシウムイオンおよびマグネシウムイオンは1：1で反応する．
問 52 × 総硬度 = (25.0/24.3 + 15.4/40.1)×100.1 ≒ 141.4
問 53 ○，問 54 ○
問 55 × 殺菌力は酸化作用に基づく．
問 56 × 酸性条件下で殺菌力は最大になる．
問 57 × 殺菌力は，クロラミン＜ClO^-＜HClO の順に高く，安定性はその逆である．
問 58 ○，問 59 ○，問 60 ○
問 61 × 図 A の c の塩素注入量を塩素要求量という．
問 62 × 図 A の a の塩素注入量を塩素消費量という．
問 63 ○
問 64 × 図 A の c（不連続点）以上の塩素量を注入する方法が用いられている．
問 65 × 鉄（Ⅲ）イオンは，塩素消費量の原因にならない．
問 66 × 硝酸イオンは，塩素消費量の原因にならない．
問 67 × アンモニウムイオンは，結合残留塩素となり，塩素消費量の原因にならない．
問 68 × 主な目的は微生物の殺菌である．
問 69 × 塩素処理で微生物をすべて死滅させることはできない．
問 70 × オーシストは上水の塩素消毒では死滅しない．
問 71 × 煮沸により死滅する．
問 72 × 遊離残留塩素が基準を満たしているので，塩素消毒は十分である．

196

問 73 ○

問 74 × NH$_2$Cl，NHCl$_2$ および NCl$_3$ と DPD の反応は，速やかではない．

問 75 × 塩化物イオンは，プール水の検査項目ではない．

問 76 ○

問 77 × プール水の遊離残留塩素の基準値は，「0.4 mg/L 以上であること．また，1.0 mg/L 以下であることが望ましい．」である．

発展問題

問 78 ○

問 79 × 地下水は地表水に比べ微生物による汚染を受けにくい．

問 80 × 一般的に日本の水道水は，軟水であり欧州に比べ硬度が低い．

問 81 × 普通沈殿法は，一般に緩速ろ過法とともに用いられる．

問 82 ○

問 83 × 一般細菌数は，通常ゼロにならない．

問 84 × MUG を 4-メチルウンベリフェロンへ分解するのは，大腸菌中の β-グルクロニダーゼである．

問 85 × 凝集剤としての硫酸アルミニウムの過剰の使用により，濁りや味を損ねるなどの悪影響があるため，基準値が設定されている．

問 86 × マンガンの流入により水が黒色になることがある．白水の原因は亜鉛である．

問 87 ○

問 88 × 水道水質基準項目のフェノール類は，フェノールとクロロフェノール類であり，悪臭物質として基準が設けられている．

問 89 × カドミウムは，原子吸光光度法（AAS 法），誘導結合プラズマ発光分光分析法（ICP 法），誘導結合プラズマ-質量分析法（ICP-MS 法）により測定する．

3-1 解 答

問 90 ○
問 91 × 非イオン界面活性剤は，固相抽出後，コバルト錯塩として吸光光度法で測定する．
問 92 × オルトフェナントロリン法は，鉄（Ⅱ）の定量法である．
問 93 ○
問 94 × アンモニアやアミン類を含有する水道原水を塩素消毒すると不連続点が認められる．
問 95 × ヨウ化カリウムを加えて吸光度を測定することで遊離残留塩素と結合残留塩素の総量を測定することになる．
問 96 ○，問 97 ○

3-2 水環境（下水）

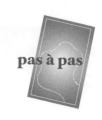

基本問題

問1 地下水の環境基準は，生活環境の保全に関する項目を含む．

問2 水質汚濁に係る環境基準は，規制基準としても用いられる．

問3 ダイオキシン類について水質の環境基準は設定されていない．

問4 pHおよび溶存酸素（DO）は，河川および湖沼のみにおいて環境基準が定められている．

問5 大腸菌群は，し尿汚染の指標となるため，河川，湖沼，海域において環境基準が定められている．

問6 河川および湖沼の環境基準には，生物化学的酸素要求量（BOD）の基準値が設定されている．

問7 海域の環境基準には，BODの基準値が設定されている．

問8 n-ヘキサン抽出物質は，海域の油汚染の指標となる．

3-2 水環境（下水）

問 9 浮遊物質（SS）とは水中に浮遊する有機物および無機物をいい，その量は河川および湖沼の汚濁の指標となる．

問 10 SS に関する環境基準は，河川より湖沼において高い値が示されている．

問 11 SS は，水中の微細な粒子によるものであり，動植物プランクトンやその死骸は含まれない．

問 12 全窒素および全リンは，海域および河川において環境基準が定められている．

問 13 水生生物の保全に係る環境基準として，湖沼および海域のみについて全亜鉛の基準が設定されている．

問 14 汚濁の著しい広域的な閉鎖性海域を対象に，BOD を指定項目とした水質総量規制が実施されている．

問 15 有機物による水質汚濁があると微生物が生育しやすく，その結果 DO は増加する．

問 16 水質汚濁により DO が低下すると，微生物による有機物の分解が起こらなくなる．

問 17 汚濁の進行した河川では，好気性微生物により CH_4 や H_2S が生成される．

問 18 DO の化学的定量法（ウインクラー法）では，酸素の固定に硫酸マンガンが用いられる．

200

問 19 BOD の測定は，微生物による有機物の好気的分解に依存している．

問 20 BOD 値の高い水では，一般に DO 値は低い．

問 21 BOD は，通常，4℃，5 日間に消費される溶存酸素量（mg/L）で示される．

問 22 インドフェノール法は，水質汚濁の検査項目である BOD の測定法である．

問 23 有機物を含んだ水が流入すると，BOD は低下する．

問 24 BOD の測定において，試料水を希釈する場合には脱気した水を用いる．

問 25 工場排水では，BOD を測定できない場合がある．

問 26 微生物を含まない水の BOD を測定する場合には，適量の微生物を含む希釈用液を添加する．

問 27 微生物を含んでいない工場排水の BOD を測定する際，植種水として下水や河川水を用いる．

問 28 排水中の BOD 値に排水量を乗じることによって汚濁負荷量が算出される．

3-2 水環境（下水）

問 29 BOD が 2.8 mg/L で水量が 150,000 m³/日の河川に，BOD の高い排水を 10,000 m³/日で放流する工場がある．排水が河川水と均一に混合したときの BOD を 4 mg/L 以下に保つには，放流する処理排水の BOD 値を 180 mg/L 以下にする必要がある．ただし，河川での自然浄化作用はないものとする．

問 30 ある工場の A，B の 2 系統の汚水が流入している排水処理施設からの放流水の BOD 濃度を測定したところ，16 mg/L であった．A 系統の汚水は BOD 濃度 100 mg/L，水量 700 m³/日であり，B 系統の汚水は BOD 濃度 1,100 mg/L，水量 300 m³/日である．この処理施設の BOD 除去率（％）は 72％である．

問 31 BOD と COD の間には，有機物の種類にかかわらず，比例関係が認められる．

問 32 第 2 段階の BOD は主として窒素化合物の酸化によるものである．

問 33 COD は，水中の無機物質量の指標として用いられる．

問 34 有機物を多く含む水ほど，COD 値は小さくなる．

問 35 COD は，用いる酸化剤によらず一定の値である．

問 36 COD の測定法において，有機物に対し，通常，過マンガン酸法はニクロム酸法より強い酸化力を示す．

問 37 下水などの COD 値は，ニクロム酸法＜酸性高温過マンガン酸法＜アルカリ性過マンガン酸法の順に大きくなると予想される．

202

問 38 COD の測定法において，二クロム酸法では還流による加熱操作が必要である.

問 39 COD の測定法である酸性高温過マンガン酸法は，工場排水試験の JIS 法に用いられている.

問 40 アルカリ性過マンガン酸法では，Cl^- の妨害を防ぐために $AgNO_3$ を用いる.

問 41 アルカリ性過マンガン酸法により COD を測定する場合，試料水中の塩化物イオンの影響を受けやすい.

問 42 硝酸銀滴定法（モール法）は，水質汚濁の検査項目である塩化物イオンの測定法である.

問 43 水質汚濁の検査項目としての一般細菌数の測定法は，特定酵素基質培地法である.

問 44 水中の生物が生存しやすい状態になることを富栄養化といい，生活環境が良好に保たれていることを示す.

問 45 富栄養化した淡水湖沼では，アオコが異常増殖し，水の華が発生することがある.

問 46 水中に過剰の無機態のリンや窒素が供給されると，動物プランクトンがこれを栄養素として利用し，異常増殖を起こす.

問 47 海洋の富栄養化は，微生物による有機物の好気的分解に依存している.

3-2 水環境（下水）

問 48 非イオン界面活性剤による湖沼の汚染は，アオコの発生原因である．

問 49 富栄養化防止のため，湖沼および海域に「生活環境の保全に関する環境基準」項目として，大腸菌群数，COD および n-ヘキサン抽出物質がある．

問 50 閉鎖性海域における富栄養化の指標として，「生活環境の保全に関する環境基準」項目に全窒素，全リンおよび全亜鉛がある．

問 51 富栄養化の制限因子は窒素とリンであり，生活雑排水の寄与が大きい．

問 52 富栄養化するとプランクトンが異常に増加し，魚類に被害を与えることがある．

問 53 富栄養化した水域では，一般に DO の値が高い．

問 54 物理的な自浄作用は，河川において大きく，海域や湖沼において小さい．

問 55 河川よりも湖沼で富栄養化が起こりやすいのは，湖沼水の方が河川水よりも自浄作用が高いためである．

問 56 富栄養化に伴って異常繁殖した放線菌や藍藻類の中には，かび臭物質であるトリハロメタンを生成するものがある．

問 57 富栄養化に伴って異常繁殖した動物性プランクトンは，肝毒性を示すミクロシスチンを産生する．

問 58 生息する生物の種類の変化を利用して，水質汚濁の程度を判定することができる．

問 59 わが国の多くの河川，湖沼では，工業排水が水質汚濁の最大の要因となっている．

問 60 近年わが国の湖沼では，COD の環境基準達成率は 80% 以上である．

問 61 下水には，生活もしくは事業に起因し，もしくは付随する廃水のみならず，し尿や雨水も含まれる．

問 62 新規に単独処理浄化槽を設置することはできない．

問 63 わが国の下水道普及率は 70% 以下である．

問 64 大都市と中小市町村の間に，下水道処理人口普及率の大きな差はない．

問 65 下水道は，水道水源水域の保全だけでなく，都市浸水対策にも重要である．

問 66 都市下水の大規模な処理には，活性汚泥法が適している．

問 67 活性汚泥法は，生物膜法の一種である．

問 68 下水処理時に有機物を分解するために用いられる活性汚泥とは，微生物と水中浮遊物質が凝集した塊（フロック）である．

3-2 水環境（下水）

問 69 散水ろ床法では，ろ材の表面に嫌気性の微生物を主体とした生物膜が形成される．

問 70 活性汚泥法における曝気槽では，微生物による有機物の酸化分解反応が起こる．

問 71 活性汚泥法による下水処理では，一次処理で主に SS を，二次処理で主に BOD を，さらに三次処理では余剰汚泥をそれぞれ除去する．

問 72 活性汚泥法で用いる活性汚泥中には，原生動物は存在しない．

問 73 活性汚泥は，静置した場合に水中に均一に分散しやすい性状のものが好ましい．

問 74 活性汚泥法ではフロックの沈降性が低下すると，有機物の除去効率は下がる．

問 75 活性汚泥法は，嫌気性微生物のエネルギー代謝を利用した汚水の浄化法である．

問 76 活性汚泥の処理能力は温度や pH などに依存する．

問 77 活性汚泥法では，第二（最終）沈殿池で得られた汚泥の一部は，活性汚泥として再利用される．

問 78 活性汚泥法により生じる余剰汚泥は，消化槽で好気的に処理される．

206

問 79 わが国の小規模下水処理場（処理水量 5,000 m³ 未満/日）で最も多く用いられている二次処理法は，オキシデーションディッチ法である．

問 80 オキシデーションディッチ法では，環状の水路に下水を通して水を循環する間に活性汚泥により BOD を除去する．

問 81 活性汚泥法は，工場排水処理に用いられない．

問 82 接触曝気法は，嫌気的処理の1つである．

問 83 好気的処理ではメタンガスが大量に発生するので，燃料として利用することができる．

問 84 下水の三次処理では嫌気槽において，リン蓄積細菌による多量のリンの取り込みが起こる．

発展問題

問 85 人の健康の保護に関する環境基準は，全公共用水域について一律に適用される．

問 86 地下水の環境基準は，人の健康の保護に関する項目（有害物質）について設けられているが，生活環境の保全に関する項目については設定されていない．

問 87 有害物質に関する環境基準項目のうち，基準値が検出されないこととされているのは全シアン，アルキル水銀，PCB のみである．

3-2 水環境（下水）

問 88 海域の類型 A および B では，*n*-ヘキサン抽出物質の環境基準値は検出されないこととされている．

問 89 水中の DO は隔膜ガルバニックセル法（ガルバニ法）により測定される．

問 90 ウインクラー法において，アジ化ナトリウムを含むアルカリ性ヨウ化カリウム溶液を用いるのは，アジ化ナトリウムにより試料水中の亜硝酸イオンを除去するためである．

問 91 湖沼に有機物質が流入し好気的分解が起こった場合，アンモニア，硫化水素，メタンなどの悪臭物質を生成する．

問 92 河川の DO は，汚濁物質が流入すると低下するが，再曝気反応により時間経過とともに上昇する．

問 93 次の化合物は緑藻類，藍藻類などによって産生され，水の華の原因となる．

問 94 ミクロシスチンは，環状ペプチド構造を有し，多数の同族体が存在する．

問 95 ミクロシスチンは，ある種の藍藻類が産生する有毒化学物質であり，主な毒性は神経毒である．

問 96 ミクロシスチンは，プロテインホスファターゼの活性サブユニットに結合し，リン酸化酵素の作用を阻害する．

問 97 ミクロシスチンの毒性として発がんプロモーター活性がある．

問 98 下水の三次処理において，無酸素槽では脱窒菌による硝酸の窒素ガスへの変換が起こる．

問 99 硝化脱窒素法による下水処理では，窒素化合物を窒素ガスにして除去するとともにリンも同時に除去できる．

問 100 硝化脱窒素法による下水処理では，好気槽での窒素化合物の硝酸への酸化および無酸素槽での硝酸の窒素ガスへの還元に細菌の活動を利用する．

問 101 排水中のアルキル水銀は，過マンガン酸カリウムで酸化分解後，硫化物沈殿法と活性炭吸着法により除去する．

問 102 排水中のシアンは酸性下で塩素処理する．

問 103 ヒ素排水は，5価ヒ素を3価ヒ素に還元後，共沈法により除去する．

問 104 排水中の6価クロムは，硫酸酸性下で亜硫酸ナトリウムにより3価に還元後，アルカリ処理し水酸化クロムとして沈殿させる．

問 105 ホルムアルデヒドは次亜塩素酸ナトリウムで分解除去する．

3-2 水環境（下水） 解答

基本問題

問 1　×　地下水には人の健康の保護に関する環境基準が定められている.

問 2　×　環境基準は到達目標であり規制基準ではない.

問 3　×　ダイオキシン類対策特別措置法により環境基準が設定されている.

問 4　×　pH，大腸菌群数，DO は河川，湖沼，海域において基準値が定められている.

問 5　○

問 6　×　湖沼については，化学的酸素要求量（COD）の基準値が設定されている.

問 7　×　海域については，COD の基準値が設定されている.

問 8　○，問 9　○

問 10　×　河川の SS に関する環境基準値は湖沼のそれより高い.

問 11　×　SS には，動植物プランクトンやその死骸なども含まれる.

問 12　×　全窒素および全リンは，海域および湖沼において環境基準が定められている.

問 13　×　河川についても全亜鉛の基準が設定されている.

問 14　×　COD について総量規制が実施されている.

問 15　×　DO は低下する.

問 16　×　DO が低下すると，嫌気性微生物による有機物の分解が起こる.

問 17　×　嫌気性微生物により CH_4 や H_2S が生成される.

問 18　○，問 19　○，問 20　○

問 21　×　20℃，5 日間に消費される溶存酸素量（mg/L）で示される.

解答

210

問 22 × インドフェノール法はアンモニア態窒素の測定法である．ウインクラー法などにより 0 日目と 5 日目の溶存酸素量を測定し，その差から BOD を算出する．

問 23 × 有機物を含んだ水の流入により BOD は増加する．

問 24 × 20℃において，DO が飽和状態の栄養無機塩を含む希釈水を用いる．

問 25 ○，**問 26** ○，**問 27** ○，**問 28** ○

問 29 × 22 mg/L 以下にする必要がある．

問 30 × BOD 除去率は 96％である．

問 31 × BOD と COD は，必ずしも比例しない．

問 32 ○

問 33 × COD は，水中の有機物質量の指標として用いられる．

問 34 × 有機物を多く含む水ほど，COD 値は大きくなる．

問 35 × COD 値は，測定に用いる酸化剤の種類と測定条件により異なる．

問 36 × 過マンガン酸法より二クロム酸法の方が酸化力が強い．

問 37 × COD 値は，アルカリ性過マンガン酸法＜酸性高温過マンガン酸法＜二クロム酸法の順に大きくなると予想される．

問 38 ○，**問 39** ○

問 40 × 酸性高温過マンガン酸法で Cl⁻ の妨害を防ぐために $AgNO_3$ を用いる．

問 41 × アルカリ性過マンガン酸法は，塩化物イオンの影響を受けにくい．

問 42 ○

問 43 × 一般細菌数の測定法は，標準寒天培地法である．

問 44 × 水中の窒素とリンの濃度が上昇し，植物プランクトンなどが生育しやすい状態になることを富栄養化といい，水環境が悪化していることを示す．

問 45 ○

3-2 解答

問 46 × 無機態のリンや窒素の供給により，植物プランクトンの異常増殖が起こる．

問 47 × 富栄養化は水中の窒素とリンの濃度に依存している．

問 48 × 窒素とリンによる湖沼の汚染が，アオコの発生原因である．

問 49 × 大腸菌群数，COD および n-ヘキサン抽出物質は，富栄養化防止のための項目ではない．

問 50 × 全亜鉛は，閉鎖性海域における富栄養化の指標ではない．

問 51 ○, 問 52 ○

問 53 × 富栄養化した水域では，一般に DO の値が低い．

問 54 × 物理的な自浄作用は，海域や湖沼で大きく，河川で小さい．

問 55 × 湖沼の方が河川よりも水が停留しやすいためである．

問 56 × 放線菌や藍藻類が生成するかび臭物質はジェオスミンや2-メチルイソボルネオールである．

問 57 × 富栄養化に伴って異常繁殖した藍藻類が，肝毒性を示すミクロシスチンを産生する．

問 58 ○

問 59 × 水質汚濁の最大の要因となっているのは家庭排水である．

問 60 × 湖沼の COD の環境基準達成率は 50％程度である．

問 61 ○, 問 62 ○

問 63 × 平成 28 年度における下水道普及率は 78.3％である．

問 64 × 大都市と中小市町村の間で下水道処理人口普及率に大きな差があり，大都市の方が普及率が高い．

問 65 ○, 問 66 ○

問 67 × 回転円板法などが生物膜法である．

問 68 ○

問 69 × ろ材の表面に好気性の微生物を主体とした生物膜が形成される．

問 70 ○

問 71 × 三次処理では窒素とリンを除去する．

212

問 72　×　活性汚泥中に原生動物が存在する.

問 73　×　活性汚泥は,静置した場合に沈殿しやすいものが望ましい.

問 74　○

問 75　×　活性汚泥法は,好気性微生物のエネルギー代謝を利用した汚水の浄化法である.

問 76　○,問 77　○

問 78　×　消化槽では嫌気的な処理が行われる.

問 79　○,問 80　○

問 81　×　工場排水処理に用いられる.

問 82　×　接触曝気法は,好気的処理である.

問 83　×　嫌気的処理でメタンガスが大量に発生する.

問 84　×　リン蓄積細菌によるリンの再取り込みは好気槽において起こる.

発展問題

問 85　○,問 86　○,問 87　○,問 88　○,問 89　○,問 90　○

問 91　×　アンモニア,硫化水素,メタンなどの悪臭物質が生成するのは,嫌気的分解が起こった場合である.

問 92　○

問 93　×　湖沼水のかび臭の原因となる.

問 94　○

問 95　×　主な毒性は肝臓毒である.

問 96　○,問 97　○,問 98　○,問 99　○,問 100　○

問 101　○

問 102　×　シアンはアルカリ性下で塩素処理する.

問 103　×　3価ヒ素を5価ヒ素に酸化後,共沈法により除去する.

問 104　○,問 105　○

3-3 室内環境

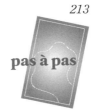

基本問題

問1 アスマン通風乾湿計により，気温と気湿を測定することができる．

問2 気温の測定にアスマン通風乾湿計を用いると，熱輻射の影響が少なく，球部に空気が十分に接触するので正確な測定値が得られる．

問3 相対湿度は，「試料空気中の水蒸気濃度」を「20℃における飽和水蒸気濃度」で除した値に100を乗じたものである（単位はパーセント）．

問4 気動は，アスマン通風乾湿計と乾カタ温度計によって測定される．

問5 実効輻射温度は，アスマン通風乾湿計とカタ温度計のみを用いて測定できる．

問6 必要換気量は，アスマン通風乾湿計と乾カタ温度計のみを用いて測定できる．

問 7　湿カタ冷却力は，アスマン通風乾湿計と乾カタ温度計のみを用いて測定できる．

問 8　カタ冷却力は，室温に等しいカタ温度計の示度における周囲の空気の冷却力を示すものである．

問 9　カタ冷却力は，カタ温度計固有のカタ係数を 38℃ から 35℃ まで冷却されるのに必要とされる時間（秒）で除して算出する．

問 10　乾カタ冷却力に関係する因子は気温と輻射のみである．

問 11　湿カタ冷却力に関係する因子は気温，輻射，気湿のみである．

問 12　感覚温度は，気温，気湿，気動の三者が複合して人体に感じさせる温度感と同じ温度感を与える静止した，飽湿の空気温度である．

問 13　感覚温度は，アスマン通風乾湿計と黒球温度計によって測定される．

問 14　補正感覚温度は，黒球温度計とアスマン通風乾湿計のみを用いて測定できる．

問 15　20℃ 付近では，気温と気湿が同じ場合，気動が大きい部屋の方が感覚温度は高い．

問 16　室温 25℃ の部屋では，同じ乾カタ温度計を用いるならば，そのアルコール柱が 38℃ から 35℃ に降下する時間が長い方が，感覚温度は低い．

問 17 室温 25℃ の部屋では，乾カタ温度計のアルコール柱が 38℃ から 35℃ に降下する時間が同じならば，その温度計のカタ係数が大きい方が，感覚温度は低い．

問 18 室温 25℃ の部屋では，気湿が高い方が，感覚温度は低い．

問 19 室温 25℃ の部屋では，アスマン通風乾湿計の湿球示度が低い方が，感覚温度は低い．

問 20 気温 26.5℃ の室内で，カタ係数 360（mcal/cm^2）の乾カタ温度計を用いて，そのアルコール柱が 38℃ から 35℃ に下降する時間を 5 回測定した．測定値の平均値は 95 秒であったとき，室内の気動は 2 m/sec である．なお，気動（V）は以下の計算式により算出する．

気動 1 m/sec 以下（$H/\theta \leq 0.6$）の場合：$V=\left(\dfrac{H/\theta - 0.20}{0.40}\right)^2$

気動 1 m/sec 以上（$H/\theta \geq 0.6$）の場合：$V=\left(\dfrac{H/\theta - 0.13}{0.47}\right)^2$

H：カタ冷却力，θ：（36.5 －室温）℃

問 21 必要換気量の指標として，一般に一酸化炭素が用いられる．

問 22 室内環境管理として，通常，二酸化炭素は検知管法で測定される．

問 23 検知管法による二酸化炭素の測定には，充填剤に硫酸酸性の硫酸パラジウムとモリブデン酸アンモニウムを吸着させたものを用いる．

問 24 室内の汚染物質を基準濃度以下にするための換気量を，必要換気量という．

問 25 1 時間に置換される空気の量を室内容積である気積で除した値は，1 時間にその室内空気が何回置換されるかを示すもので換気回数といわれる．

問 26 室内空気を衛生的に保つため，二酸化炭素濃度は 1.0 % 以下とされている．

問 27 安静療養を行っている 4 人の患者が入院している病室がある．この病室中央部の天井 1 か所に排気口があり，機械換気が行われている．患者の呼気による二酸化炭素排出量を 15 L/h/人，外気の二酸化炭素濃度を 0.03 %，室内の二酸化炭素許容濃度を 0.1 % とするとき，この病室の必要換気量は 50 m³/h である．

問 28 80 名の学生がいる教室（室内容積 500 m³）を開放型の灯油ストーブで暖房している．このストーブから発生する NO_2 量が 0.1 L/h であるとすると，学校環境衛生の基準における NO_2 濃度 0.6 ppm を保つために必要な 1 時間当たりの換気回数は 1 回である．ただし，外気中の NO_2 濃度は 0.01 ppm とし，室内にはストーブ以外の NO_2 発生源はないものとする．

問 29 4 人の患者が入院している病室（床板面積 60 m²，床から天井までの高さ 3 m）の必要換気量が 90 m³/h であるとき，この病室の必要換気回数は 3 回/h である．

問 30 ガスコンロの使用で，室内の NO_x 濃度は上昇する．

3-3 室内環境

問 31 VOC とは，揮発性有機化合物のことである．

問 32 フタル酸ジ-*n*-ブチルは，シロアリ駆除剤として用いられ，シックハウス症候群の原因物質である．

問 33 クロルピリホスは，建材の接着剤として使用され，シックハウス症候群の原因物質である．

問 34 アセトアルデヒド，PCB，ヘキサクロロシクロヘキサンは，シックハウス症候群の原因物質であり，室内空気汚染の指針値が示されている．

問 35 クロルピリホス，マラチオン，フェニトロチオンは，シックハウス症候群の原因物質であり，室内空気汚染物質として室内濃度指針値が示されている．

問 36 ベンゼン，トルエン，スチレン，パラジクロロベンゼン，二硫化炭素について，室内空気汚染物質として室内濃度指針値が設定されている．

問 37 パラジクロロベンゼンは，衣類の防虫用品の成分として使用され，揮発して室内空気を汚染することがある．

問 38 室内濃度指針値は，室内空気汚染物質によりシックハウス症候群が引き起こされる閾値である．

問 39 シックハウス症候群の主な症状は，下痢と腹痛である．

218

問 40 シックハウス症候群の原因物質として，建材や家具由来のホルムアルデヒドがあげられる．

問 41 ホルムアルデヒドはぜん息を増悪させるおそれがある．

問 42 タバコ煙には，シアン化水素，ホルムアルデヒド，アセトアルデヒドが含まれている．

問 43 タバコ煙は粒子状物質のみからなる．

問 44 タバコ煙中の発がん物質には，多環芳香族炭化水素やニトロソアミン類が含まれる．

問 45 タバコ煙中には，発がんプロモーターは存在しない．

問 46 喫煙時の発がん物質の発生量は，副流煙に比べて主流煙で著しく高い．

問 47 家ダニの糞は，アトピー性皮膚炎の原因とはならない．

問 48 ハウスダスト中の主なアレルゲンは，花粉である．

問 49 居住環境の密閉化がアレルギーの増加に関与している．

問 50 レジオネラ症は，入浴時の飛沫水（エアロゾル）の吸入で起こることがある．

問 51 レジオネラ症は，下痢を主症状とする．

3-3 室内環境

発展問題

問 52 気温は温熱条件のうち感覚温度に最も影響を与え，気温が体表面温度より高い場合，体熱は放散される．

問 53 気動の値が大きいほど，乾カタ冷却力は値が大きくなるが，湿カタ冷却力は値が小さくなる．

3-3　室内環境　解答

基本問題

問1　○，問2　○

問3　×　相対湿度は，「試料空気の水蒸気張力」を「試料空気の温度における飽和水蒸気張力」で除した値に 100 を乗じたものである．

問4　○

問5　×　アスマン通風乾湿計と黒球温度計を用いて測定する．

問6　×　必要換気量は，有害ガスの発生量から算出する．

問7　×　湿カタ冷却力は，湿カタ温度計を用いて測定する．

問8　×　カタ冷却力は，ヒトの平温（36.5℃）において，その周囲の空気の冷却力を示す．

問9　○

問10　×　乾カタ冷却力に関係する因子は輻射，伝導および気動である．

問11　×　湿カタ冷却力に関係する因子は輻射，伝導，気動および水分の蒸散による熱損失である．

問12　○

問13　×　感覚温度は，アスマン通風乾湿計と乾カタ温度計によって測定される．

問14　×　補正感覚温度は，黒球温度計，アスマン通風乾湿計，乾カタ温度計，および感覚温度図表を用いて求める．

問15　×　気動が小さい部屋の方が感覚温度は高い．

問16　×　アルコール柱が38℃から35℃に降下する時間が長い方が，感覚温度は高い．

問17　○

問18　×　室温25℃の部屋では，気湿が高い方が，感覚温度は高い．

問19　○

3-3 解答

問 20 × 室内の気動は,約 0.2 m/sec である.

問 21 × 一般的に二酸化炭素が必要換気量の指標とされている.

問 22 ○

問 23 × 二酸化炭素の測定には,ヒドラジンとクリスタルバイオレットを吸着させた充填剤を用いる.一酸化炭素の測定に硫酸酸性の硫酸パラジウムとモリブデン酸アンモニウムを吸着させた充填剤を用いる.

問 24 ○,問 25 ○

問 26 × 二酸化炭素濃度は 0.1％以下とされている.

問 27 × 必要換気量は約 85.7 m³/h である.

問 28 × 必要な 1 時間当たりの換気回数は 4 回である.

問 29 × 必要換気回数は 0.5 回/h である.

問 30 ○,問 31 ○

問 32 × フタル酸ジ-n-ブチルは,プラスチックの可塑剤として用いられる.

問 33 × クロルピリホスは,シロアリ防除剤として使用されたが,現在は禁止されている.

問 34 × アセトアルデヒドのみ室内空気汚染の指針値が示されている.

問 35 × クロルピリホスのみ室内空気汚染の指針値が示されている.

問 36 × ベンゼンと二硫化炭素については室内濃度の指針値が設定されていない.

問 37 ○

問 38 × 室内濃度指針値は,ヒトが一生涯曝露を受けたとしても健康に有害な影響がでないと考えられる値である.

問 39 × シックハウス症候群の主な症状は,めまい,吐き気,頭痛,目・のどの痛みなどである.

問 40 ○,問 41 ○,問 42 ○

問 43 × タバコ煙には粒子状物質とガス状物質が含まれている.

222

問 44 ○

問 45 × タバコ煙中に発がんプロモーターが含まれている.

問 46 × 発がん物質の発生量は, 主流煙に比べて副流煙で著しく高い.

問 47 × 家ダニの糞は, アトピー性皮膚炎の原因の1つである.

問 48 × ハウスダスト中の主なアレルゲンは, 家ダニの死骸および糞である.

問 49 ○, 問 50 ○

問 51 × レジオネラ症は, 肺炎症状を主症状とする.

発展問題

問 52 × 気温が体表面温度より低い場合に体熱は放散される.

問 53 × 気動の値が大きいほど, 乾カタ冷却力, 湿カタ冷却力ともに値が大きくなる.

3-4 大気環境

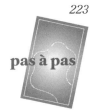

基本問題

問1 実際の大気の気温減率（高度が上がるにしたがって気温が下がる割合）が乾燥断熱減率（0.98℃/100 m）よりも大きいとき，大気は不安定となる．

問2 逆転層は，夏季の日照の強い日中に形成されやすい．

問3 大気に乱流が起こると，逆転層は形成されにくい．

問4 盆地などの低地において，冷たい空気が周りの斜面に沿って降りてきて起こる逆転のことを地形性逆転という．

問5 寒気団が暖気団の下に入り込んで起こる逆転のことを沈降性逆転という．

問6 逆転層の放射性逆転は，地表近くにおいてよりも上空においての方が生じやすい．

問7 有効煙突高さとは，逆転層の上に排煙を拡散させるために必要な煙突の高さである．

224

問 8　逆転層が形成されると，地表に沿って大気汚染物質が滞留する．

問 9　逆転層内では汚染物質（例えば煙突から排出される煙）は拡散しやすい．

問 10　微小粒子状物質，一酸化炭素，二酸化炭素には，大気汚染に係る環境基準が設定されている．

問 11　浮遊粒子状物質，ダイオキシン類，ジクロロプロパンには，大気汚染に係る環境基準が設定されている．

問 12　光化学オキシダント，二酸化硫黄，テトラクロロエチレンには，大気汚染に係る環境基準が設定されている．

問 13　ベンゼン，トルエン，ホルムアルデヒドには，大気汚染に係る環境基準が設定されている．

問 14　ばいじん，ディーゼル排気粒子，鉛ヒューム，石綿は，大気汚染防止法で「特定粉じん」に指定されている．

問 15　硫黄酸化物の K 値規制の適用にあたっては，K 値が小さいほど規制は緩和される．

問 16　わが国の二酸化硫黄の主要発生源は，自動車である．

問 17　硫黄酸化物は，呼吸器粘膜を刺激して気管支炎などを起こすことがある．

3-4 大気環境

問 18 硫黄酸化物の主な生体影響は，ヘモグロビンとの結合による酸素運搬の阻害である．

問 19 一般に，植物は硫黄酸化物に対し感受性が低い．

問 20 硫酸ミストは，二酸化硫黄よりも刺激作用が弱い．

問 21 溶液導電率法は，二酸化硫黄の「大気汚染に係る環境基準」項目における測定法の1つである．

問 22 溶液導電率法では，吸収液としてトリエタノールアミン溶液を用いる．

問 23 溶液導電率法では，試料大気中の二酸化硫黄が吸収液に吸収されると，亜硫酸イオンが生成するため，吸収液の導電率は増加する．

問 24 溶液導電率法では，大気中の二酸化硫黄だけでなく三酸化硫黄も測定される．

問 25 溶液導電率法では，アンモニアが共存すると干渉作用を起こすため，アンモニアの妨害除去の目的でアジ化ナトリウムを吸収液に添加する．

問 26 工場の排煙脱硫装置などの普及により，わが国の大気中の二酸化硫黄濃度は顕著に低下した．

問 27 平成5年以降，二酸化硫黄の環境基準達成率は，自動車排出ガス測定局では70%程度にとどまっている．

問 28 環境基準が定められている「浮遊粒子状物質」は，粒径が $10\ \mu$m 以下の粒子のことである．

問 29 環境基準が定められている「微小浮遊粒子状物質」は，粒径が $0.1\ \mu$m 以下の粒子のことである．

問 30 浮遊粒子状物質には，発生源から直接排出された一次生成粒子と，大気中でガス成分が反応して生じた二次生成粒子がある．

問 31 空気中にコロイド状で浮遊している粒子をエアロゾルという．

問 32 ミストは，液体分散による液滴コロイドである．

問 33 ダスト，ミスト，ヒュームのうちダストの粒径が最も小さい．

問 34 浮遊状態にあるアスベスト繊維の吸入は，肺がんの原因となる．

問 35 アスベストは，ケイ酸を含む有機化合物であり，酸やアルカリに耐性がある．

問 36 アスベストは，Ames 試験で陽性を示す．

問 37 $PM_{2.5}$ とは，ディーゼル排気などに含まれる粒径 $2.5\ \mu$m 以下の微小粒子状物質のことである．

問 38 粒径 $100\ $nm 以下の粒子は，肺の深部に達しない．

問 39 一般粉じんについては，工場・事業場の敷地境界における大気中濃度の基準が設定されている．

3-4　大気環境

問 40 浮遊粒子状物質は重量法により測定される.

問 41 ハイボリュームエアサンプラーは,浮遊粒子状物質の試料採取に使われる装置の1つである.

問 42 非分散型赤外線分析法は,浮遊粒子状物質の定量に使われる方法の1つである.

問 43 浮遊粒子状物質の大気中濃度は,近年増加傾向にある.

問 44 2000年以降,浮遊粒子状物質の環境基準達成率は,10%程度で推移している.

問 45 高温で燃焼が起こると,空気中の酸素と窒素が反応して,窒素酸化物が生成する.

問 46 化石燃料の燃焼で生成する窒素酸化物は,主として燃料中の窒素に由来する.

問 47 サーマル NO_x とは,燃料中の窒素成分が燃焼時に酸化されて生じる窒素酸化物のことである.

問 48 燃料中の窒素成分が燃焼時に酸化されて生じる窒素酸化物のことをフューエル NO_x という.

問 49 大気中の NO_x としては,NO_2 と比べて NO が多い.

問 50 窒素酸化物の吸入は,肺障害の原因となる.

228

問 51 二酸化窒素吸入時の症状は，主にのどや鼻に現れる．

問 52 都市大気中に発生したNO_xは，その地域に限局した酸性雨をもたらす．

問 53 首都圏など特定の地域においては，自動車NO_x・PM法が適用されている．

問 54 窒素酸化物はトリエタノールアミン・パラロザニリン法により測定される．

問 55 ザルツマン法は，サーマルNO_xとフューエルNO_xを分別定量することができる．

問 56 ザルツマン法では酸化剤として硫酸酸性の過マンガン酸カリウム溶液が用いられる．

問 57 二酸化窒素は，ザルツマン法により測定される．

問 58 ザルツマン試薬は，NOとNO_2の両方と反応する．

問 59 次の空気採取装置を用いてザルツマン法により大気中の窒素酸化物を測定するとき，B管ではNOが測定され，E管ではNO_2が測定される．

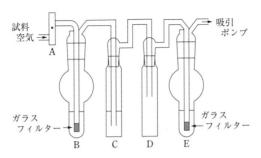

A：流量計，B管およびE管：吸収発色液（ザルツマン試薬）を入れた吸収管，C：酸化液を入れた反応管，D：トラップ用空びん

問60 ザルツマン法を用いた自動測定器による連続自動測定法は，窒素酸化物の環境基準の測定法として用いられている．

問61 窒素酸化物は，排煙を塩基性の水溶液に接触させることにより，効果的に除去することができる．

問62 低酸素燃焼は，窒素酸化物の発生を減少させる燃焼法の1つである．

問63 わが国における二酸化窒素の大気中濃度は，近年著しく増加している．

問64 光化学オキシダントの大部分はオゾンであるが，一部にペルオキシアセチルナイトレート（PAN）も含まれる．

問65 光化学オキシダントは，化石燃料の不完全燃焼により発生し，主として自動車がその発生源である．

230

問 66 光化学オキシダントは，主として固定発生源から排出される一次汚染物質であり，酸性雨の原因となる．

問 67 光化学オキシダントは，炭素，酸素，水素，塩素が加熱される過程で非意図的に生成する．

問 68 大気中において，二酸化窒素と炭化水素は二次汚染物質である光化学オキシダントの主な原因物質になる．

問 69 炭化水素類を成分とする溶剤を使用する工場，事業所は，非メタン炭化水素の主な発生源の1つである．

問 70 NO_x が空気中で光化学反応を起こすと，眼やのどの粘膜に刺激性のある光化学オキシダントを生じる．

問 71 光化学オキシダントは，硫黄酸化物と炭化水素から太陽光の作用により生成する．

問 72 ペルオキシラジカルは，オゾンとオレフィン類との反応により生成する．

問 73 NO_x は，光化学反応により酸素と反応してオゾンを生じる．

問 74 光化学オキシダントの環境基準達成率は，一般環境大気測定局と自動車排出ガス測定局のいずれにおいても低い水準となっている．

問 75 光化学オキシダントの発生量は，オゾン層の破壊により減少している．

3-4 大気環境

問 76 光化学スモッグ発生時の対処法として，うがいをするよう指導する．

問 77 光化学オキシダントは，微量の硫酸を含む過酸化水素水を吸収液として用いる溶液導電率法により測定される．

問 78 オキシダント濃度は，試料空気を中性ヨウ化カリウム溶液中に通じた際に生じる I_2 に由来する呈色物質（$I_3{}^-$）の吸光度を測定して求める．

問 79 光化学オキシダントは，大都市圏において特別措置法による低減対策が行われており，環境基準の達成率が高い．

問 80 ガソリンエンジンの自動車が低速で走行すると，不完全燃焼の結果，炭化水素や一酸化炭素が生成しやすくなる．

問 81 一酸化炭素は無色で特異臭と強刺激性を有する気体であり，中毒を起こしやすい．

問 82 酸素，一酸化窒素，一酸化炭素のヘモグロビンに対する親和性は，酸素＜一酸化窒素＜一酸化炭素の順に大きい．

問 83 一酸化炭素の連続自動測定には，非分散型赤外線吸収装置が用いられる．

問 84 揮発性有機化合物は，モール法により測定される．

問 85 二酸化炭素は，パラロザニリン法により測定される．

問 86 ガソリン車の排ガス浄化のために用いる触媒装置は，炭化水素，一酸化炭素，窒素酸化物の排出量を低減する．

問 87 わが国では，自動車から排出される一酸化炭素量は年々増加している．

問 88 VOC とは，揮発性有機化合物のことである．

問 89 ニトロピレンは大気中では，主に粒子状物質に付着して存在する．

問 90 ベンゾ[a]ピレンの測定に高速液体クロマトグラフィーを用いるときは，検出器として蛍光検出器を用いる．

発展問題

問 91 沈降性の気流により下降した空気が断熱圧縮で温度が上昇し，下層空気よりも温度が高くなることを接地逆転という．

問 92 二酸化硫黄は，試料空気に紫外線を照射したときに発生する蛍光強度で測定できる．

問 93 二酸化硫黄の除去にはサイクロンが用いられる．

問 94 燃焼により生成する一次粒子は，主に粒径 2.5 μm 以下の微小粒子である．

問 95 大気中の浮遊粒子状物質は，光散乱法により測定される．

3-4 大気環境

問 96 排煙中の硫黄酸化物は，アルカリ洗浄法により効果的に除去できる．

問 97 ベンゼンは，キャニスターで試料空気を採取しガスクロマトグラフ質量分析計により測定する．

問 98 メタンは揮発性有機化合物であるがオキシダントの生成の原因とならないため，VOC 排出抑制制度の規制の対象ではない．

問 99 VOC 排出抑制制度における VOC の排出基準は，個々の化合物ごとではなく，VOC のトータル量として定められている．

問 100 VOC 排出抑制制度の規制対象は，首都圏など特定地域の自動車である．

3-4 大気環境 解答

基本問題

問 1 ○

問 2 × 逆転層は，冬季の夜間に発生しやすい．

問 3 ○，問 4 ○

問 5 × 寒気団が暖気団の下に入り込んで起こる逆転のことを前線性逆転という．

問 6 × 放射性逆転は，地表近くにおいて発生しやすい．

問 7 × 有効煙突高さとは，実煙突高さに煙の排速度による上昇高さと温度勾配による上昇高さを加えたものである．

問 8 ○

問 9 × 逆転層内では汚染物質は拡散しにくい．

問 10 × 二酸化炭素は，大気の環境基準項目ではない．

問 11 × ジクロロプロパンは，大気の環境基準項目ではない．

問 12 ○

問 13 × トルエンとホルムアルデヒドは，大気の環境基準項目ではない．

問 14 × 大気汚染防止法で「特定粉じん」に指定されている物質は，石綿である．

問 15 × K 値規制では K 値が小さいほど規制は厳しい．

問 16 × 二酸化硫黄の主要発生源は，工場などの固定発生源である．

問 17 ○

問 18 × 硫黄酸化物は呼吸器に対して毒性を示し，気管支ぜん息の増悪作用を示す．

問 19 × 一般に，植物は硫黄酸化物に対し感受性が高い．

問 20 × 硫酸ミストは，二酸化硫黄よりも刺激作用が強い．

問 21 ○

3-4 解答

問 22　×　溶液導電率法では，微量の硫酸を含む過酸化水素水溶液に試料空気を通じる.

問 23　×　二酸化硫黄が吸収液に吸収されると，硫酸イオンが生成する.

問 24　○

問 25　×　アンモニアの妨害除去の目的でシュウ酸トラップまたはイオン交換膜を試料大気導入口に装着する.

問 26　○

問 27　×　近年，二酸化硫黄の環境基準達成率は 100％である.

問 28　○

問 29　×　環境基準項目の「微小浮遊粒子状物質」は，粒径が 2.5 μm 以下の粒子のことである.

問 30　○，問 31　○，問 32　○

問 33　×　粒径はヒューム＜ミスト＜ダストの順に大きい.

問 34　○

問 35　×　アスベストは，ケイ酸を含む無機物である.

問 36　×　アスベストは，Ames 試験で陰性である.

問 37　○

問 38　×　粒径 100 nm 以下の粒子は，肺の深部に達しやすい.

問 39　×　特定粉じん（アスベスト）について，工場・事業場の敷地境界における大気中濃度の基準が設定されている.

問 40　○，問 41　○

問 42　×　非分散型赤外線分析法は，一酸化炭素の定量に使われる.

問 43　×　浮遊粒子状物質の大気中濃度は，近年横ばいかやや減少傾向にある.

問 44　×　環境基準達成率は，35～99％程度で推移している.

問 45　○

問 46　×　主として空気中の窒素に由来する.

236

問 47 ×　サーマル NO_x とは，空気中の窒素が燃焼時に酸化されて生じる窒素酸化物のことである．

問 48 ○

問 49 ×　大気中には NO より NO_2 の方が多く存在する．

問 50 ○

問 51 ×　二酸化窒素は上気道に対して軽度な刺激のため，肺の深部に侵入して，肺障害やメトヘモグロビン血症などの毒性作用を示す．

問 52 ×　都市大気中に発生した NO_x は，広域にわたって酸性雨をもたらす．

問 53 ○

問 54 ×　トリエタノールアミン・パラロザニリン法は二酸化硫黄の測定法である．

問 55 ×　サーマル NO_x とフューエル NO_x を分別定量することはできない．

問 56 ○, **問 57** 　○

問 58 ×　ザルツマン試薬は，NO_2 と反応する．

問 59 ×　B 管では NO_2 が測定され，E 管では NO より生じた NO_2 が測定される．

問 60 ○

問 61 ×　窒素酸化物は，水溶液に接触させることでは効果的に除去することができない．

問 62 ○

問 63 ×　二酸化窒素の大気中濃度は，近年，減少傾向である．

問 64 ○

問 65 ×　光化学オキシダントは，大気中において生成する．

問 66 ×　光化学オキシダントは，大気中において生成する大気汚染物質である．

3-4 解　答

問 **67**　×　光化学オキシダントは，窒素酸化物と炭化水素から光化学反応により生成する．

問 **68**　○，問 **69**　○，問 **70**　○

問 **71**　×　光化学オキシダントは，窒素酸化物と炭化水素から太陽光の作用により生成する．

問 **72**　○，問 **73**　○，問 **74**　○

問 **75**　×　光化学オキシダント濃度は増加傾向である．

問 **76**　○

問 **77**　×　光化学オキシダントは，中性ヨウ化カリウム法などにより測定する．

問 **78**　○

問 **79**　×　光化学オキシダントの環境基準達成率は非常に低い．

問 **80**　○

問 **81**　×　一酸化炭素は無色，無臭，無刺激の気体であるため，中毒を起こしやすい．

問 **82**　×　ヘモグロビンに対する親和性は，酸素＜一酸化炭素＜一酸化窒素の順に大きい．

問 **83**　○

問 **84**　×　揮発性有機化合物は，ガスクロマトグラフィーや高速液体クロマトグラフィーにより測定される．

問 **85**　×　二酸化炭素は，検知管法や赤外線吸収法により測定される．

問 **86**　○

問 **87**　×　自動車から排出される一酸化炭素量は年々減少している．

問 **88**　○，問 **89**　○，問 **90**　○

発展問題

問 **91**　×　沈降性の気流により断熱圧縮が起こって生じる逆転層を沈降性逆転という．

問 **92**　○

238

問 93 ×　サイクロンは，ばいじんや粉じんなど粒子状物質の除去に用いられる．

問 94　○，**問 95**　○，**問 96**　○，**問 97**　○，**問 98**　○，**問 99**　○

問 100　×　規制対象は，全国の VOC 排出量の多い塗装施設など固定発生源である．

3-5 生態系・地球規模の環境問題（非電離放射線を含む） pas à pas

基本問題

問1 生態系とは，生物集団とそのまわりの非生物環境が相互に関係しあって，物質とエネルギーの流れを形成する系（システム）のことである．

問2 大気や土壌は，生態系の構成要素である．

問3 水圏は，生態系の構成要素の1つである．

問4 気圏における構成元素のうち存在率および重量比は，酸素が最大である．

問5 地球環境を構成している気圏，地圏（岩石圏），水圏，生物圏のうち，気圏以外では重量比の最も大きい構成元素は酸素である．

問6 気圏，水圏，地圏における酸素の存在率は，気圏において最大である．

問7 二酸化炭素，アルゴン，オゾンのうち，自然大気中の体積比（％）が最も大きい成分は二酸化炭素である．

240

問 8　メタンの自然大気に占める体積比（％）は，二酸化炭素のそれより大きい.

問 9　地球上の酸素の大部分は，大気圏上部での水分子の光分解と植物の光合成によって供給される.

問 10　海洋は，地球表面の約90％を占める.

問 11　地球に存在する海水と淡水の質量比率は約4：1である.

問 12　海洋では，水の平均滞留時間は，河川のそれよりも長い.

問 13　陸地からの流入物質は希釈されるため，海洋汚染の原因とはならない.

問 14　海洋には大気中の二酸化炭素の吸収作用がある.

問 15　地球上の植物の生物体量（バイオマス）は，陸地より海洋の方が多い.

問 16　生態系のエネルギーは，ほとんど太陽エネルギーに依存している.

問 17　地球上での有機物質生産量は，水中植物よりも陸上植物による方が圧倒的に多い.

問 18　生態系における生物は，生産者，消費者および分解者から成り立っている.

3-5 生態系・地球規模の環境問題（非電離放射線を含む）　　*241*

問 19 生態系における栄養素の流れは，一般に生産者→分解者→消費者の順に進行する．

問 20 生態系における生産者は，無機物質のみを栄養素として生育できる．

問 21 生態系における生産者は消費者に比べて，一般にエネルギー同化率が高い．

問 22 生物体に利用されるエネルギー量（生産力）は，食物連鎖の段階が増すごとに減少する．

問 23 植物プランクトンは生産者であり，動物プランクトンは消費者である．

問 24 独立栄養生物には，光合成を行わないものがある．

問 25 環境中の微生物は独立栄養生物である．

問 26 生態系における植物（生産者），動物（消費者），腐敗細菌（分解者）は，従属栄養生物である．

問 27 生態系における窒素循環に関与する硝化細菌と脱窒菌は従属栄養生物である．

問 28 自然環境中の窒素循環において，硝化は好気的条件下で進行する．

242

問 29 自然環境中の窒素循環おいて，脱窒により温室効果ガスが産生される．

問 30 植物は，窒素源として空気中の窒素ガスを直接利用できる．

問 31 自然環境中における窒素固定は，マメ科植物により行われる．

問 32 空気中の窒素は，マメ科植物に共生する細菌により，主にアンモニアに変換される．

問 33 動物の排泄物中に含まれる有機物質は，主に微生物によって無機物質にまで分解される．

問 34 土壌中の微生物による多環芳香族炭化水素の分解速度は，環数が増えるほど速くなる．

問 35 有機塩素化合物は，一般に生態系で分解されやすい．

問 36 河川水中の有機汚濁物質は，主に微生物によって分解される．

問 37 環境中において，無機水銀や無機ヒ素は微生物によりメチル化される．

問 38 ノニルフェノールポリエトキシレートは，生分解を受けて内分泌撹乱作用を示すノニルフェノールを生じる場合がある．

問 39 微生物の生分解能を化学物質の処理に応用した環境保全技術をバイオレメディエーション（bioremediation）という．

3-5 生態系・地球規模の環境問題（非電離放射線を含む） *243*

問 40 残留性有機汚染物質（POPs）とよばれる化学物質は，環境中において難分解性，生物体内への高蓄積性，環境内の長距離移動性，および人や動物への有害影響の4つの性質を有する．

問 41 生物濃縮とは，物質の生物体内濃度が生息環境中の濃度より高くなることをいう．

問 42 生物濃縮は，環境汚染物質だけでなく，栄養物質にもみられることがある．

問 43 化学物質の濃縮係数は，生体中濃度を環境中濃度で除した値で示される．

問 44 生物濃縮の程度は，化学物質の性質のうち蓄積性よりも難分解性に依存する．

問 45 化学物質の濃縮係数は，n-オクタノールと水の間の分配係数に対し，負の相関を示す．

問 46 脂溶性が高くかつ代謝されにくい物質は，一般に食物連鎖による生物濃縮を受けやすい．

問 47 生物濃縮には，直接濃縮と間接濃縮があり，前者には食物連鎖の関与が大きい．

問 48 陸生生物では，生物濃縮は主として間接濃縮によって起こる．

問 49 水生生物における生物濃縮の経路には，直接濃縮と食物連鎖による間接濃縮の2つがある．

問 50 カモメの体内ジクロロジフェニルトリクロロエタン（DDT）濃度が生息域の海水中濃度より高くなるのは，食物連鎖のためである．

問 51 栄養素は，食物連鎖では濃縮されない．

問 52 食物連鎖の上位に進むにしたがって，個体数は増加する．

問 53 表 A は海洋生態系における有機塩素化合物（PCB と DDT）の濃度を表している．両化合物とも表層水から動物プランクトンに濃縮されていると考えられる．

表 A

	PCB	DDT
	濃度（μg/kg）	濃度（μg/kg）
表層水	0.00028	0.00014
動物プランクトン	1.8	1.7
ハダカイワシ	48	43
スルメイカ	68	22
スジイルカ	3,700	5,200
シャチ	41,000	

問 54 表 A より，両化合物とも食物連鎖により生物濃縮が生じていると考えられる．

問 55 表 A より，スジイルカにおける濃縮係数は PCB の方が DDT より約 3 倍大きい．

問 56 環境中におけるメチル水銀の生物濃縮の主な経路は，直接濃縮である．

3-5 生態系・地球規模の環境問題（非電離放射線を含む） *245*

問 57 ヒトは，主に魚介類より米を介してメチル水銀に曝露される．

問 58 水圏における生分解性は，直鎖型アルキルベンゼンスルホン酸より分岐鎖型アルキルベンゼンスルホン酸の方が高い．

問 59 地表に到達する太陽光エネルギーのうち，熱に変換されるのはごく一部である．

問 60 地表に到達する太陽光エネルギーの主体は，赤外線である．

問 61 皮膚に塗布された薬物の光化学反応により，光過敏性皮膚炎を起こす場合がある．

問 62 UVA は UVC に比べて，オゾン層で吸収されやすい．

問 63 オゾン層は，290 nm 以下の波長の紫外線の大部分を透過させる．

問 64 紫外線の過剰曝露は，角膜や結膜に急性炎症を引き起こす．

問 65 過度の紫外線の反復照射は，皮膚がんの原因となりうる．

問 66 UVB は皮膚に色素沈着（サンタン）を引き起こすが，UVA はサンタンを引き起こさない．

問 67 UVB は皮膚の DNA に損傷を与える．

問 68 地上部での光化学オキシダントの生成に寄与するのは主に UVC である．

問 69 UVB は皮膚でビタミン D_3（コレカルシフェロール）の水酸化を促進し，活性型ビタミン D_3 とする.

問 70 UVA は，UVB に比べて光エネルギーが大きく生物への傷害性が高い.

問 71 UVB は UVC に比べて，殺菌作用が強い.

問 72 UVA は UVC に比べて，皮膚の深部まで透過しやすい.

問 73 皮膚透過性は，紫外線の方が赤外線よりも高い.

問 74 日光照射による皮膚の紅斑形成は，主に赤外線の作用による.

問 75 赤外線は，日焼けによる色素沈着の原因となる.

問 76 赤外線の過剰な曝露は，白内障の原因になる.

問 77 赤外線は，可視光線に比べ，波長が短い.

問 78 赤外線は，ガラス工などの高温作業従事者における白内障の原因となる.

問 79 遠赤外線は，殺菌灯に用いられる.

問 80 成層圏では紫外線により，酸素からオゾンが生成する.

問 81 オゾンホールは，主として対流圏のオゾンの分解によって生じる.

3-5 生態系・地球規模の環境問題（非電離放射線を含む） *247*

問 82 オゾン層が破壊されると，皮膚がんの増加などヒトへの影響が危惧される．

問 83 クロロフルオロカーボン（フロン）は，成層圏のオゾン層を破壊する原因の1つとなっている．

問 84 フロンによるオゾンの分解には，フロン中のフッ素原子が主な役割を果している．

問 85 特定フロンの分子内の水素原子数は0である．

問 86 わが国で工業的製造が許可されている特定フロン種の数は0である．

問 87 代替フロンの分子内のフッ素原子数は0である．

問 88 フロン類のうち，CCl_2F_2 は，$CHClF_2$ に比べて対流圏で分解されにくい．

問 89 ハロンは，オゾン層破壊を起こさない．

問 90 オゾン層破壊作用の強さは，$CF_3Br < CHF_2Cl < CF_3Cl$ である．

問 91 代替フロンであるハイドロクロロフルオロカーボン（HCFC）は，オゾン層破壊を起こさない．

問 92 紫外線によりハロカーボン類から生じる臭素ラジカルは，塩素ラジカルよりオゾン破壊効率が小さい．

248

問 93 フロンは，急性の呼吸器障害を起こす．

問 94 フロン類である CF_4 は，オゾン層破壊作用はないが，高い地球温暖化ポテンシャルを有する．

問 95 臭化メチルは，温室効果を有するが，オゾン層を破壊しない．

問 96 大気中の二酸化炭素濃度の増加によって，成層圏オゾン層の破壊が進行するとされている．

問 97 オゾン層の破壊が地球温暖化の主な原因である．

問 98 温室効果を示すガスは，赤外線を吸収する．

問 99 大気中に含まれる水蒸気は，温室効果を示さない．

問 100 ハイドロフルオロカーボン類には，温室効果がない．

問 101 パーフルオロカーボンの地球温暖化係数は 0 である．

問 102 ハロンは，温室効果を有する．

問 103 フロンは温室効果を有しており，その単位濃度当たりの効果は大気中での寿命を考慮にいれると二酸化炭素よりも数千倍高い．

問 104 メタンが温室効果ガスとされるのは，紫外線を吸収するためである．

3-5 生態系・地球規模の環境問題（非電離放射線を含む） *249*

問 105 分子当たりの温室効果は，二酸化炭素よりもメタンの方が大きい．

問 106 地球温暖化への寄与度は，二酸化炭素よりもメタンの方が大きい．

問 107 二酸化炭素は，地球温暖化に対する寄与度が現在最も大きいとされている．

問 108 産業革命の頃と比べて，現在，大気中の二酸化炭素濃度は約 3 倍に増加している．

問 109 森林破壊は，大気中の二酸化炭素増加の要因の 1 つである．

問 110 京都議定書はわが国に対し温室効果ガスの削減目標を課している．

問 111 ジクロロメタンと一酸化二窒素（亜酸化窒素）は，京都議定書の中で削減対象となった温室効果ガスである．

問 112 六フッ化硫黄とハイドロクロロフルオロカーボン類は，京都議定書の中で削減対象となった温室効果ガスである．

問 113 メタンは，京都議定書の中で削減対象となった温室効果ガスである．

問 114 温暖化の進行により，マラリア感染地域の拡大が懸念されている．

250

問 115　大気中の二酸化炭素濃度の増加は，酸性雨の主な原因となる．

問 116　わが国の日本海側の重化学工業が少ない地域では，酸性雨はほとんどみられない．

問 117　都市大気中に発生した硫黄酸化物と窒素酸化物は，その地域に限局した酸性雨をもたらす．

問 118　酸性降下物による被害を防ぐためには，国際協力が必要な場合がある．

問 119　オゾン層を破壊する物質に対する生産・使用削減などの規制措置を行う目的として，モントリオール議定書が締結された．

問 120　廃棄物その他の物の投棄による海洋汚染防止に関する条約として，ロンドン条約が締結された．

問 121　有害廃棄物の国境を越える移動およびその処分の規制に関する条約として，ウィーン条約が締結された．

問 122　絶滅のおそれのある野生生物の種の国際取引に関する条約として，ワシントン条約が締結された．

問 123　カルタヘナ議定書は，遺伝子組換え技術により改変された生物による，生物の多様性の保全に及ぼす悪影響を防止するための措置を規定している．

3-5 生態系・地球規模の環境問題（非電離放射線を含む） *251*

問 124 京都議定書（1997 年）において温室効果ガスの排出量の削減目標を設定したが，この値に森林吸収量や他国での排出削減共同事業などによる削減量は考慮されなかった．

問 125 わが国では，特定外来種が在来種の生息・生育を脅かしたり，農林水産業に被害を及ぼすなど，様々な被害を及ばす場合，国などが必要に応じて防除を実施することが法令で定められている．

発展問題

問 126 化学合成独立栄養生物は，化学反応のエネルギーを利用する独立栄養生物である．

問 127 生物体量（バイオマス）は地球上の 9/10 が陸地，1/10 が海洋にあり，海洋の方が陸地より少ない．

問 128 食物連鎖で濃縮される環境汚染物質にはメチル水銀，PCB，アルドリン，DDT などがある．

問 129 白内障は，紫外線の過剰曝露では起こらない．

問 130 UVC は，皮膚細胞中でピリミジンダイマーを形成し，皮膚がんを発生させる．

問 131 特定フロンは，大気中でヒドキシラジカル（·OH）の攻撃を受けて容易に分解される．

問 132 成層圏オゾンの減少は，北極圏では観測されていない．

252

問 133 メタン，一酸化二窒素およびフロンの分子当たりの温室効果
は，それぞれ二酸化炭素の 10,000 倍，200 倍および 20 倍であ
る．

3-5 生態系・地球規模の環境問題（非電離放射線を含む）解答

基本問題

問1 ○, **問2** ○, **問3** ○

問4 × 気圏における構成元素のうち存在率および重量比は，窒素が最大である．

問5 ○

問6 × 酸素の存在率は，地圏において最大である．

問7 × 大気中の体積比は，オゾン＜二酸化炭素＜アルゴンの順に大きい．

問8 × 体積比（％）は，二酸化炭素の方がメタンより大きい．

問9 ○

問10 × 海洋は，地球表面の約70％である．

問11 × 海水と淡水の割合は，97.5：2.5である．

問12 ○

問13 × 陸地からの流入物質は，海洋汚染の主な原因の1つである．

問14 ○

問15 × 地球上の植物のバイオマスは，海洋より陸地の方が多い．

問16 ○

問17 × 地球上での有機物質生産量は，水中植物よりも陸上植物による方がやや多い．

問18 ○

問19 × 栄養素の流れは，一般に生産者→消費者→分解者の順に進行する．

問20 ○

問21 × 生産者は消費者に比べて，一般的にエネルギー同化率が低い．

問22 ○, **問23** ○, **問24** ○

解答

254

問 25 × 環境中の微生物の多くは従属栄養生物である.

問 26 × 植物は,独立栄養生物である.

問 27 × 硝化細菌は,独立栄養生物である.

問 28 ○,問 29 ○

問 30 × 植物は,窒素源として空気中の窒素を直接利用することはできない.

問 31 × 窒素固定は,マメ科植物に寄生する細菌により行われる.

問 32 ○,問 33 ○

問 34 × 環数が増えるほど分解速度は遅くなる.

問 35 × 有機塩素化合物は,一般に生態系で分解されにくい.

問 36 ○,問 37 ○,問 38 ○,問 39 ○,問 40 ○,問 41 ○

問 42 ○,問 43 ○

問 44 × 生物濃縮の程度は,化学物質の性質の蓄積性に依存する.

問 45 × 化学物質の濃縮係数は,n-オクタノールと水の間の分配係数に対し,正の相関を示す.

問 46 ○

問 47 × 間接濃縮において食物連鎖の関与が大きい.

問 48 ○,問 49 ○,問 50 ○

問 51 × 栄養素も,食物連鎖で濃縮される.

問 52 × 食物連鎖の上位に進むにしたがって,個体数は減少する.

問 53 ○,問 54 ○

問 55 × PCB のスジイルカにおける濃縮係数は,DDT のそれの約 1/3 である.

問 56 × 環境中におけるメチル水銀の生物濃縮の主な経路は,間接濃縮である.

問 57 × 主に米より魚介類を介してメチル水銀に曝露される.

問 58 × 直鎖型アルキルベンゼンスルホン酸の方が分岐鎖型アルキルベンゼンスルホン酸より分解されやすい.

問 59 × 地表に到達する太陽光エネルギーの多くが熱に変換される.

3-5 解答

問 60 × 地表に到達する太陽光エネルギーの主体は，可視光線である．

問 61 ○

問 62 × UVC は UVA に比べて，オゾン層で吸収されやすい．

問 63 × オゾン層は，290 nm 以下の波長の紫外線の大部分を吸収する．

問 64 ○，問 65 ○

問 66 × UVA もサンタンを引き起こす．

問 67 ○

問 68 × 地上部での光化学オキシダントの生成に寄与するのは主に UVA である．

問 69 × 紫外線は皮膚でプロビタミン D_3（7-デヒドロコレステロール）をビタミン D_3（コレカルシフェロール）に変換する．

問 70 × UVB の方が UVA より光エネルギーが大きく生物への傷害性が高い．

問 71 × UVC の方が UVB より殺菌作用が強い．

問 72 ○

問 73 × 皮膚透過性は，赤外線の方が紫外線よりも高い．

問 74 × 皮膚の紅斑形成は，主に紫外線の作用による．

問 75 × 日焼けによる色素沈着は，主に紫外線の作用による．

問 76 ○

問 77 × 赤外線は，可視光線に比べ，波長が長い．

問 78 ○

問 79 × 紫外線が，殺菌灯に用いられる．

問 80 ○

問 81 × オゾンホールは，主として成層圏のオゾンの分解によって生じる．

問 82 ○，問 83 ○

256

問 84 × オゾンの分解には，フロン中の塩素原子が主な役割を果している．

問 85 ○，**問 86** ○

問 87 × 代替フロンはフッ素原子を分子内に含む．

問 88 ○

問 89 × ハロンの分解は，オゾン層破壊作用を有する．

問 90 × オゾン層破壊作用の強さは，$CHF_2Cl < CF_3Cl < CF_3Br$ である．

問 91 × 代替フロンである HCFC も成層圏に到達するとオゾンの破壊を起こす．

問 92 × 臭素ラジカルは，塩素ラジカルよりオゾン破壊効率が大きい．

問 93 × フロンは，人体に対して低毒性である．

問 94 ○

問 95 × 臭化メチルは，オゾン層を破壊するが，温室効果を有さない．

問 96 × 二酸化炭素は，成層圏のオゾン層を破壊しない．

問 97 × 地球温暖化の主な原因は温室効果ガスの増加である．

問 98 ○

問 99 × 水蒸気は，温室効果を示す．

問 100 × ハイドロフルオロカーボン類は，温室効果を示す．

問 101 × パーフルオロカーボンの地球温暖化係数は非常に大きい．

問 102 ○，**問 103** ○

問 104 × メタンが温室効果ガスとされるのは，赤外線を吸収するためである．

問 105 ○

問 106 × 地球温暖化への寄与度は，メタンより二酸化炭素の方が大きい．

問 107 ○

3-5 解答

問 **108**　×　産業革命の頃と比べて，現在，大気中の二酸化炭素濃度は約 1.4 倍に増加している．

問 **109**　○，問 **110**　○

問 **111**　×　ジクロロメタンは，京都議定書の中で削減対象となった温室効果ガスではない．

問 **112**　×　ハイドロクロロフルオロカーボン類は，京都議定書の中で削減対象となった温室効果ガスではない．

問 **113**　○，問 **114**　○

問 **115**　×　二酸化炭素の増加は，酸性雨の原因とならない．

問 **116**　×　日本海側の重化学工業が少ない地域においても，酸性雨がみられる．

問 **117**　×　都市大気中に発生した硫黄酸化物と窒素酸化物は，広範囲にわたる地域に酸性雨をもたらす．

問 **118**　○，問 **119**　○，問 **120**　○

問 **121**　×　有害廃棄物の国境を越える移動およびその処分の規制に関する条約はバーゼル条約である．

問 **122**　○，問 **123**　○

問 **124**　×　森林吸収量や他国での排出削減共同事業などによる削減量について考慮されることになった．

問 **125**　○

発展問題

問 **126**　○

問 **127**　×　生物体量（バイオマス）は地球上の 2/3 が陸地，1/3 が海洋にある．

問 **128**　○

問 **129**　×　白内障は，赤外線，紫外線のいずれの過剰曝露によっても起こる．

問 **130**　○

258

問 131 × 特定フロンは大気中で安定で寿命が長く，ほとんど分解することなく成層圏に到達する．

問 132 × オゾンの減少は，北極圏でも観測されている．

問 133 × メタン，一酸化二窒素およびフロンの分子当たりの温室効果は，およそ二酸化炭素の 20 倍，100〜300 倍および 1,500〜10,000 倍である．

3-6 廃棄物・公害

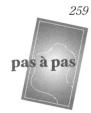

基本問題

問1 一般廃棄物の処理は，各市町村がその責任を負う．

問2 わが国の一般廃棄物最終処分場の残余容量と残余年数は，2000年以降減少し続けている．

問3 合併処理浄化槽は，し尿と生活排水の両方を処理できる．

問4 新規に単独処理浄化槽を設置することはできない．

問5 事業活動に伴って生じた廃棄物は，すべて産業廃棄物に区分される．

問6 産業廃棄物を焼却した際の燃えがらは，産業廃棄物である．

問7 畜産業から排出される動物の糞・尿は，産業廃棄物ではない．

問8 産業廃棄物の処理は，直接再生利用，中間処理（減量化と再生利用），最終処分に分けられ，総排出量の約50％が最終処分されている．

260

問 9 産業廃棄物の排出事業者は，排出後の廃棄物にも責任を持つことになっている．

問 10 マニフェスト制度では，化学物質の排出量・移動量を国に届け出る．

問 11 マニフェスト制度では，化学物質を譲渡する際，その性状を譲渡先に知らせる．

問 12 マニフェスト制度では，新規輸入化学物質の分解性を調べて国に届け出る．

問 13 マニフェスト制度では，産業廃棄物が適正に最終処分されたことを確認する．

問 14 マニフェスト制度は，産業廃棄物の排出事業者と処理業者に処理のプロセス管理・記録を義務づけている．

問 15 産業廃棄物の処理を処理業者に委託する場合には，すべての産業廃棄物にマニフェスト制度が適用される．

問 16 排出事業者が，自治体が指定した収集・運搬業者に事業系ごみの収集を依頼する場合，排出事業者はマニフェスト（産業廃棄物管理票）を発行しなければならない．

問 17 排出事業者が，産業廃棄物を自ら処理（自己処理）する場合，排出事業者はマニフェストを発行しなければならない．

問 18 処分業者が，中間処理したものをさらに最終処分業者に委託する場合，処分業者はマニフェストを発行しなければならない．

問 19 排出事業者が，特別管理産業廃棄物の処理を他人に委託する場合，排出事業者はマニフェストを発行しなければならない．

問 20 医療廃棄物の処理にあたっては排出事業者の責任が明確にされている．

問 21 感染性産業廃棄物の処理は，指定を受けた契約業者に委託するためマニフェスト制度の対象外である．

問 22 感染性廃棄物の運搬には，密閉容器が用いられている．

問 23 次の図は，感染性廃棄物の運搬容器を識別できるように表示することが推奨されているマークである．

問 24 血液が付着している廃棄物でも，健常人から採取した血液であれば感染性廃棄物には分類されない．

問 25 感染性の廃棄物は，施設内で滅菌消毒処理により感染因子を不活化しても，非感染性廃棄物として処理することはできない．

問 26 病院で抗がん剤調製時に廃棄物になった消毒用アルコール綿，ガーゼ，破損したガラス容器は，いずれも特別管理産業廃棄物に該当する．

問 27 抗がん剤調製時に生じた使用済みの注射針は,特別管理産業廃棄物に該当する.

問 28 医療機関より廃棄される血液は,特別管理産業廃棄物に該当する.

問 29 感染性廃棄物は,施設内で滅菌処理を行った後に廃棄しなくてはならない.

問 30 医療機関より廃棄される使用済みの注射針は,専用廃棄容器を用いれば一般廃棄物とすることができる.

問 31 医療機関より廃棄される感染性廃棄物を適切に管理するために,発生状況を把握して分類する.

問 32 病院から排出された紙おむつは,すべて感染性廃棄物として処理する.

問 33 感染性廃棄物は,滅菌処理した後も,すべて指定された容器に分別しなければならない.

問 34 患者宅から医療機関に返却された使用済みの針の処理責任は,市町村が負う.

問 35 患者宅から医療機関に返却された使用済みの針と未使用の針は,廃棄前に必ず分別しなければならない.

問 36 患者宅から医療機関に返却された使用済みの針は,特別管理一般廃棄物として扱う.

3-6 廃棄物・公害 *263*

問 37 患者宅から医療機関に返却された使用済みの針は，回収後滅菌しても感染性廃棄物と同様の扱いをする．

問 38 患者宅から医療機関に返却された未使用の針は，感染性廃棄物と同様の扱いをする．

問 39 感染性廃棄物を入れる容器にはバイオハザードマークをつけるか，感染性廃棄物であることを明記する必要がある．

問 40 薬剤師は，感染性廃棄物に係る特別管理産業廃棄物管理責任者になることができる．

問 41 現在，一般廃棄物焼却炉からのダイオキシン類の排出は規制されている．

問 42 ごみ焼却施設では，ダイオキシン類の発生を抑制するために燃焼温度を 700℃以下に保っている．

問 43 ダイオキシン類は，催奇形性を示すが，発がん性を示さない．

問 44 ダイオキシン類の毒性を評価するために，毒性等価係数（TEF）が用いられる．

問 45 ダイオキシン類は，高分解能ガスクロマトグラフ/質量分析計で測定される．

問 46 3,3′,4,4′-テトラクロロビフェニルの毒性等価係数は，2,3,7,8-テトラクロロジベンゾ-*p*-ジオキシンのそれより大きい．

264

問47 ダイオキシン類については，環境基準が設定されている．

問48 化学物質による環境リスクを減らすために，化学物質排出把握管理促進法（化管法）※が制定されている．
※化学物質排出把握管理促進法（化管法）：特定化学物質の環境への排出量の把握等及び管理の改善の促進に関する法律

問49 PRTR法は，再生資源の利用に関する法律である．

問50 化学物質排出把握管理促進法（化管法）により，事業者は取り扱うすべての化学物質について，SDS制度による化学物質の環境への排出量と移動量の届出と，PRTR制度による化学物質やそれを含む製品について安全データシートによる情報の提供を行わなければならない．

問51 PRTR制度は産業廃棄物の不法投棄を防止するためのものである．

問52 PRTR法で定められている第一種指定化学物質および第二種指定化学物質は，ともにPRTR制度の対象である．

問53 PRTR法では，難分解性であり，かつ高蓄積性で慢性毒性を示す化合物が特定第一種指定化学物質に指定されている．

問54 PRTR制度における対象化学物質の届出排出先として，事業所における埋立処分の割合が最も大きい．

問55 PRTR制度の国際的な対応として，バーゼル条約が発効している．

3-6 廃棄物・公害 *265*

問 56 PRTR 制度における対象化学物質のうち，届出排出量・移動量が最も多い化学物質はトルエンである．

問 57 化学物質排出把握管理促進法（化管法）により，第一種指定化学物質および第二種指定化学物質を譲渡する際，その性状などを譲渡先に知らせるため SDS が用いられる．

問 58 ペットボトルとアルミ缶は，容器包装リサイクル法の対象である．

問 59 家電などのリサイクルの促進は，マニフェスト制度により行われている．

問 60 海底火山の噴火による海洋汚染は，公害として扱われる．

問 61 イタイイタイ病の原因はカドミウムである．

問 62 石油コンビナートによる大気汚染でイタイイタイ病が発生した．

問 63 水俣病は無機水銀中毒による神経症状を主な症状としている．

問 64 四日市ぜん息の主要原因物質は窒素酸化物である．

問 65 悪臭防止法では，特定の物質について事業所の敷地境界線における規制基準を定めている．

問 66 悪臭の規制には，人間の嗅覚に基づいた臭気指数を用いることがある．

問 67 公害としての悪臭，振動，土壌汚染について，環境基本法で環境基準が設定されている．

問 68 局所振動にはチェーンソーの使用によるレイノー症候群があり，公害の1つである．

問 69 騒音に係る環境基準は，騒音規制法により定められている．

問 70 環境基準で用いられている騒音の単位はヘルツである．

問 71 人間が聴覚で感じる音の大きさは，同じ音圧レベルの音でも周波数が変われば変化する．

問 72 暗騒音とは，音として認識されない程度の微小騒音の総和のことをいう．

問 73 暗騒音とは，ある場所において測定しようとする特定の音がないときの騒音レベルをいう．

問 74 新幹線鉄道騒音に加え，在来鉄道騒音に係る環境基準が定められている．

問 75 都市部でのエネルギー消費量の増大は，ヒートアイランド現象との関連が指摘されている．

問 76 郊外における酸性雨被害の増加，光化学オキシダントによる健康被害の減少，熱中症の増加は，ヒートアイランド現象との関連が指摘されている．

3-6　廃棄物・公害　　267

問 77 環境基本法において，国は，環境の保全に関する基本的かつ総合的な施策を策定する責務を有する．

問 78 環境基本法において，地方公共団体は，地方公共団体の区域の自然的社会的条件に応じた施策を策定する責務を有する．

問 79 環境基本法において，事業者は，事業活動を行うにあたって，自然環境を適正に保全するために必要な措置を講ずる責務を有する．

問 80 環境基本法において，国民は，日常生活に伴う環境への負荷の低減に努める責務を有する．

問 81 バーゼル条約は，有害廃棄物などの海洋投棄規制についての取り決めである．

問 82 モントリオール議定書は，硫黄酸化物および窒素酸化物の排出規制についての取り決めである．

発展問題

問 83 特別管理一般廃棄物には，ばいじん，感染性一般廃棄物などが含まれる．

問 84 コンクリートなどで周囲を固め，汚泥，ばいじん，鉱さいなどを対象とする処分場を安定型処分場という．

問 85 わが国における，し尿の処理として，し尿処理施設，下水道投入，浄化槽，海洋投棄があげられる．

問 86 PRTR 制度はヒトの健康を損なうおそれのあるもののみを規制対象としている.

問 87 資源有効利用促進法における 3R とは, リサイクル, リユース, リデュースのことである.

問 88 騒音の環境基準は地域の類型と時間の区分により分類して定められている.

問 89 地下水の過剰な採取は地盤沈下の原因となる.

問 90 悪臭防止法において, アンモニア, 硫化水素, アセトアルデヒドはすべて悪臭物質に指定されている.

問 91 環境騒音とは, 特定騒音と暗騒音から構成されており, 特定騒音以外の騒音を暗騒音という.

問 92 農用地は, 「土壌の汚染に係る環境基準 (土壌環境基準)」の対象ではない.

問 93 大気中の汚染物質は土壌汚染の原因とはならない.

問 94 ビルの空調設備から排出される暖気は, ヒートアイランド現象の原因の 1 つである.

問 95 リスクコミュニケーションとは, 対象化学物質を事業者に提供する際に, その化学物質の化学物質等安全データシートを事業者に提供することである.

3-6 廃棄物・公害 解答

基本問題

問 1 ○

問 2 × 残余年数は，増加傾向にある.

問 3 ○，**問 4** ○

問 5 × 事業活動に伴って生じた廃棄物のうち，廃棄物の処理および清掃に関する法律（廃棄物処理法）で産業廃棄物に区分されたものが該当する.

問 6 ○

問 7 × 畜産業から排出される動物の糞・尿は，産業廃棄物である.

問 8 × 総排出量の約3%が最終処分されている.

問 9 ○

問 10 × マニフェスト制度では，廃棄物処理を管理する.

問 11 × マニフェスト制度は，廃棄物処理をマニフェストにより管理する制度である.

問 12 × 新規輸入化学物質の分解性などの届け出は，化学物質の審査及び製造等の規制に関する法律（化審法）に基づいて行われる.

問 13 ○，**問 14** ○，**問 15** ○

問 16 × 自治体が指定した収集・運搬業者に事業系ごみの収集を依頼する場合，排出事業者はマニフェストを発行する必要はない.

問 17 × 排出事業者が，産業廃棄物を自ら処理する場合，マニフェストを発行する必要はない.

問 18 ○，**問 19** ○，**問 20** ○

問 21 × 感染性廃棄物の処理を処理業者に委託する場合には，マニフェスト制度が適用される.

問 22 ○，**問 23** ○

解答

270

問 24 ×　健常人から採取した血液であっても血液が付着している廃棄物は感染性廃棄物に分類される.

問 25 ×　滅菌消毒処理により感染因子を不活化すれば,非感染性廃棄物として処理することができる.

問 26 ×　病院で抗がん剤調製時に廃棄物になった消毒用アルコール綿,ガーゼは特別管理一般廃棄物である.

問 27 ○, **問 28**　○

問 29 ×　未滅菌の感染性廃棄物として処理業者に処理委託することができる.

問 30 ×　専用廃棄容器を用いても,感染性廃棄物として扱う必要がある.

問 31 ○

問 32 ×　一類〜三類感染症などの患者が使用した紙おむつは,感染性廃棄物として処理する.

問 33 ×　滅菌処理後は,分別は不要である.

問 34 ×　医療機関が処理する.

問 35 ×　針を分別する必要はない.

問 36 ×　在宅医療廃棄物として扱う.

問 37 ○, **問 38**　○, **問 39**　○, **問 40**　○, **問 41**　○

問 42 ×　ダイオキシン類の発生を抑制するために燃焼温度を800℃以上に保っている.

問 43 ×　ダイオキシン類は,催奇形性と発がん性を有する.

問 44 ○, **問 45**　○

問 46 ×　毒性等価係数は,2,3,7,8-テトラクロロジベンゾ-p-ジオキシンの方が3,3′,4,4′-テトラクロロビフェニルより大きい.

問 47 ○, **問 48**　○

問 49 ×　PRTR法は,「特定化学物質の環境への排出量の把握等及び管理の改善の促進に関する法律(化学物質排出把握管理促進法,化管法)」である.

3-6 解答

問50 × 事業者は取り扱う指定化学物質について，PRTR 制度に基づく化学物質の環境への排出量と移動量の届出と，SDS 制度に基づく化学物質やそれを含む製品について安全データシートによる情報の提供を行わなければならない．

問51 × PRTR 制度は，事業者が対象化学物質の環境への排出量および廃棄物としての事業所外への排出量を把握し，届け出をする制度である．

問52 × 第二種指定化学物質は，PRTR 制度の対象ではない．

問53 × 特定第一種指定化学物質は，第一種指定化学物質の中のヒトに対して発がん性があると評価されている 15 物質である．

問54 × 対象化学物質の届出排出先としては，大気が最も大きい．

問55 × バーゼル条約は，有害廃棄物の国境を超える移動およびその処分に関する条約である．

問56 ○，問57 ○，問58 ○

問59 × 家電などのリサイクルの促進は家電リサイクル法に基づいて行われている．

問60 × 海底火山の噴火など自然現象に伴って起こる汚染は公害として扱われない．

問61 ○

問62 × 石油コンビナートによる大気汚染で四日市ぜん息が発生した．イタイイタイ病はカドミウムによる水質汚濁で発生した．

問63 × 水俣病は，メチル水銀中毒による中枢神経障害である．

問64 × 四日市ぜん息の主要原因物質は硫黄酸化物である．

問65 ○，問66 ○

問67 × 悪臭については，悪臭防止法により基準が定められ，振動については振動規制法により基準が定められている．

問68 × レイノー症候群は公害ではない．

問69 × 騒音に係る環境基準は，環境基本法により定められている．

272

問 70　×　環境基準で用いられている騒音の単位はデシベルである．

問 71　○

問 72　×　測定しようとする特定の音がないときの騒音レベルをいう．

問 73　○

問 74　×　在来鉄道騒音については，環境基準が定められていない．

問 75　○

問 76　×　郊外における酸性雨被害の増加，光化学オキシダントによる
　　　　　健康被害の減少はヒートアイランド現象と関連がない．

問 77　○，問 78　○，問 79　○，問 80　○

問 81　×　バーゼル条約は，有害廃棄物の国境を超える移動およびその
　　　　　処分に関する条約である．

問 82　×　モントリオール議定書は，オゾン層を破壊する物質に関する
　　　　　議定書である．

発展問題

問 83　○

問 84　×　コンクリートなどで周囲を固め，鉱さいなどを対象とする処
　　　　　分場を遮断型最終処分場という．

問 85　×　海洋投棄はなされていない．

問 86　×　PRTR 法はヒトの健康を損なうおそれのあるもののみではな
　　　　　く，オゾン層破壊作用を有するものなども規制対象としてい
　　　　　る．

問 87　○，問 88　○，問 89　○，問 90　○

問 91　×　総合騒音（環境騒音）とは，特定騒音と残留騒音から構成さ
　　　　　れており，特定騒音とは音源の特定できる騒音であり，残留
　　　　　騒音とは都市全体を覆う（指向性の感じられない）遠方の道
　　　　　路交通騒音など音源の特定できない騒音である．ある特定の
　　　　　騒音に着目したとき，それ以外のすべての騒音を暗騒音とい
　　　　　う．

3-6 解 答

問 92 × カドミウム，ヒ素，銅について，農用地に関する土壌環境基準が定められている．

問 93 × 土壌汚染は，化学物質の漏出や廃棄物の埋め立てにより土壌に直接混入する場合のほか，水質汚濁や大気汚染を通じて二次的に起こることがある．

問 94 ○

問 95 × リスクコミュニケーションとは，あるリスクについて，関係者全員（市民，行政，企業，専門家など）が情報を共有し，意見交換して意思の疎通と相互理解を図ることである．

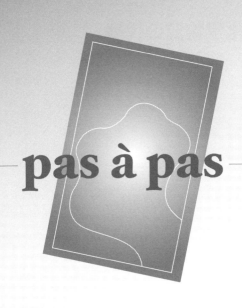

第4章

化学物質の生体への影響

4-1 化学物質の代謝

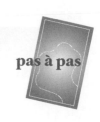

基本問題

問1 全身クリアランスが大きい異物は，体内に蓄積されやすい．

問2 分子量500以下の非極性物質は，尿中に排泄されやすい．

問3 血液中に存在する異物の組織への分布の程度を示す指標として分布容積（異物の体内量（mg）/ 異物の血漿中濃度（mg/L））が用いられ，この値が大きいほど臓器・組織へ移行している割合が大きい．

問4 中性化合物で脂溶性の高いものはpHに関係なく，いつも非解離型であるので，胃および小腸のいずれからでも吸収される．

問5 DDT，PCB，ダイオキシン類などの有機塩素系化合物は脂肪組織に蓄積しやすく，しかも分解されにくいので長期間体内に貯留する．

問6 グルクロン酸抱合体や硫酸抱合体は，胆汁とともに十二指腸に分泌される．

4-1 化学物質の代謝

問7 グルクロン酸抱合体は，腸内嫌気性細菌によって酸化され，再び元の脂溶性化合物に変化し，腸管壁から再吸収され肝臓に戻る場合がある．

問8 メチル水銀は胎盤を通過しやすいため，胎児性水俣病を発症する．

問9 胎盤では，栄養素などの胎児が必要とする物質は能動輸送によって通過し，異物の輸送が制限されている．

問10 胎盤には異物代謝系が存在しない．

問11 吸入されたエアロゾルや微粒子は，粒径の大きいものほど肺胞へ達しやすい．

問12 異物の移行・分布は，筋肉や脂肪で速やかであるが，肝臓や心臓では緩慢である．

問13 薬物代謝能には，個人差はあるが人種差はない．

問14 喫煙はテオフィリンの体内動態に影響を及ぼす．

問15 テオフィリン製剤を服用している喫煙者が禁煙すると，テオフィリンの血中濃度が低下する可能性がある．

問16 リファンピシンは，薬物代謝酵素を誘導して薬物相互作用の原因となることがある．

問 17 第 I 相反応では，酸化，還元，加水分解により官能基が導入あるいは生成される．

問 18 異物代謝の第 I 相反応では，シトクロム P450，フラビン含有モノオキシゲナーゼ，アルコール脱水素酵素，モノアミンオキシゲナーゼ，エポキシドヒドロラーゼなどが酸化を触媒する．

問 19 シトクロム P450 による O-脱アルキル反応で，アセトアミノフェンはフェナセチンに代謝される．

問 20 コデインは腸内細菌により O-脱メチル化が起こり，モルヒネとアセトアルデヒドが生成する．

問 21 炭素-炭素二重結合をもつ化学物質はシトクロム P450 によりエポキシ化されるため，エンドリンはディルドリンとなる．

問 22 シトクロム P450 は精子や赤血球以外のほとんどの臓器に存在し，分子状酸素 1 分子を用いて，基質に酸素原子を 2 つ加えて酸化する．

問 23 シトクロム P450 が 1 分子の薬物に酸素原子を 1 個添加するのに 1 個の電子を必要とする．

問 24 シトクロム P450 はヘムタンパク質の一種であり，その分子内の鉄は薬物の酸化過程で 2 価と 3 価の形態をとり，2 価で酸素や一酸化炭素と結合する．

問 25 CYP には多数の分子種が存在し，基質特異性が高い．

4-1 化学物質の代謝 *279*

問 26 1つの薬物が，シトクロム P450 に対して誘導作用と阻害作用の両方を示す場合はない．

問 27 シトクロム P450 の還元型が酸素分子と結合すると 450 nm に吸収極大を示す．

問 28 シトクロム P450 は，NADPH-シトクロム P450 還元酵素を介して電子を受け取る．

問 29 シトクロム P450 による薬物の酸化反応では，スーパーオキシドアニオンを利用する．

問 30 イトラコナゾール錠による相互作用は，CYP3A4 のヘム鉄への配位による阻害である．

問 31 トリアゾラム錠は，CYP3A4 のヘム鉄に配位して複合体を形成する．

問 32 シトクロム P450 は，アフラトキシン B_1，ジメチルニトロソアミン，サイカシンを代謝的に活性化する．

問 33 次の化合物の代謝的活性化には，抱合反応が関与する．

280

問 34 CYP3A4 は，アフラトキシン B_1 をエポキシ化する．

問 35 ジメチルニトロソアミンとアニリンは，主に CYP2E1 で代謝的活性化を受ける．

問 36 CYP3A4 はリファンピシンやシメチジンで誘導され，グレープフルーツジュースで阻害される．

問 37 グレープフルーツジュースの飲用によって，小腸の CYP3A4 活性が増強される．

問 38 次の化合物の代謝的活性化には，抱合反応が関与する．

```
  H         Cl
   \       /
    C === C
   /       \
  H         H
```

問 39 セントジョーンズワートは CYP3A4 や CYP1A2 の発現量を増加させる．

問 40 シトクロム P450 による酸化反応で，ジクロルボスは脱硫反応を受ける．

問 41 メタンフェタミンが *N*-脱メチル化を受けると，アンフェタミンとアセトアルデヒドが生成する．

問 42 腸内細菌による異物代謝では，シトクロム P450 やカルボキシエステラーゼが主役を担う．

4-1 化学物質の代謝 281

問43 オメプラゾールの代謝の個体差には，主として CYP3A4 の遺伝的多型が関係している．

問44 CYP3A4 は，日本人において poor metabolizer の発現頻度が最も高い分子種である．

問45 フェノバルビタールの代謝では CYP2B が，エタノールの代謝では CYP3A7 が誘導される．

問46 グルタチオン抱合酵素やアセチル抱合酵素は，シトクロム P450 の分子種の1つである．

問47 トルエンは，アルコール脱水素酵素によりベンジルアルコールに変換され，さらにアルデヒド脱水素酵素によりベンズアルデヒドに酸化された後，シトクロム P450 により安息香酸となる．

問48 トルエンから安息香酸への代謝には，CYP450 と N-アシル基転移酵素が関与している．

問49 エタノールは，主として細胞質に存在するアルデヒド脱水素酵素によってアセトアルデヒドに酸化される．

問50 アセトアルデヒドは，主としてミトコンドリアに存在するアルコール脱水素酵素によって酢酸に酸化される．

問51 小胞体膜に存在する CYP2D6 は，エタノールをアセトアルデヒドに酸化する．

問52 飲酒により悪酔いを起こす主な原因物質は，エタノールである．

問 53 アニリンはシトクロム P450 でヒドロキシアミンに代謝された後，ヘモグロビンの鉄イオンを還元する．そのため，メトヘモグロビン血症を引き起こす．

問 54 ベンゾ[a]ピレンは，シトクロム P450 でエポキシ化され，さらにエポキシドヒドロラーゼでジオールに酸化され，再びシトクロム P450 のエポキシ化で代謝的活性化される．

問 55 4-ジメチルアミノベンゼンの究極的代謝活性体は，シトクロム P450 によりメチル基が酸化された後に N-脱メチル化で生成するメチルカチオンである．

問 56 次の化合物の代謝的活性化には，抱合反応が関与する．

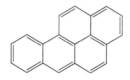

問 57 ベンゼンはシトクロム P450 でフェノールに代謝されるため，曝露後に排泄される主な代謝物はグルクロン酸抱合体と硫酸抱合体である．

問 58 腸内細菌による異物代謝は嫌気的な条件であるので，酸化と加水分解が主反応で，β-グルクロニダーゼ，β-グルコシダーゼ，スルファターゼなどが触媒する．

問 59 四塩化炭素のトリクロロメチルラジカルへの変換は酸化反応が関与する異物代謝反応である．

4-1 化学物質の代謝 *283*

問 60 ハロタンは，酸化的脱ハロゲン化反応によりラジカルを生成し，肝毒性を示す．

問 61 ハロタンは，アレルギー反応を引き起こし，肝毒性を発現する．

問 62 プロントジルは，生体内で加水分解されてスルファニルアミドを生成する．

問 63 ジメチルニトロソアミン，ベンゾ[a]ピレン，サイカシンそれぞれの代謝的活性化には，シトクロム P450，グルタチオン S-トランスフェラーゼ，β-グルコシダーゼが関与する．

問 64 第 II 相反応での UDP-グルクロノシルトランスフェラーゼ（UGT）により生成する抱合体であるグルクロニドは，すべて α 体である．

問 65 新生児では UDP-グルクロン酸転移酵素活性が成人よりも低い．また，肝臓の異物代謝能は老人になると高くなる．

問 66 グルクロン酸抱合は解毒反応であり，未変化体に比べて活性が高い代謝物が生成されることはない．

問 67 新生児では硫酸抱合能が低く，これが核黄疸や薬物によるグレイ症候群の発症に関係する．

問 68 肝におけるグルクロン酸抱合は，薬毒物が β-グルクロニダーゼの働きによりグルクロン酸と結合することによって行われる．

問 69 グルクロン酸抱合体として胆汁中に排泄された薬物は，腸管循環する際には腸内細菌の酵素による分解を受け，極性が増大している．

問 70 胆汁中に排泄されたグルクロン酸抱合体は，小腸上皮細胞に発現している β-グルクロニダーゼによって加水分解された後，アグリコンが再吸収される．

問 71 グルタチオン抱合では，グリシン，システイン，グルタミンからなるグルタチオン存在下で，グルタチオン S-トランスフェラーゼによって触媒される．

問 72 グルタチオン抱合体は腎臓の尿細管でさらに代謝されて，システイン抱合体となり，さらに N-アセチル化され，メルカプツール酸を生成する．

問 73 ハロゲン化アルキルやハロゲンをもつ芳香族化合物は，可溶性画分に存在するグルタチオン S-トランスフェラーゼによってグルタチオン抱合される．

問 74 異物のグルタチオン抱合体は，ほとんどそのまま尿中に排泄される．

問 75 グルタチオン転移酵素は，アミノ基，ヒドロキシ基を主として代謝する．

問 76 グルタチオン抱合は，基質の電子密度が高い部位と反応しやすい．

問 77 グルタチオン抱合を受けた化合物は，さらにグリシン抱合体に加水分解されて，最終的にメルカプツール酸となる．

問 78 メルカプツール酸は，ヒトにおける抱合反応に利用される．

問 79 アセトアミノフェンによる肝毒性は，肝内のグルタチオン濃度が高いときに強く現れる．

問 80 次の化合物は，アセチル抱合を受けやすい．

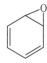

問 81 フェナセチンの代謝により生成するN-アセチルキノンイミンは，グルタチオン抱合されて肝障害を起こす．

問 82 硫酸抱合の活性供与体は，硫酸とATPから合成される活性硫酸（PAPS）である．

問 83 硫酸抱合では，コンドロイチン硫酸が供与体となる．

問 84 次の化合物の代謝的活性化には，抱合反応が関与する．

問 85 イソニアジドはアセチル CoA を補因子として，ミクロソーム画分に存在する N-アセチルトランスフェラーゼ（NAT）によってアセチルヒドラジンになる．

問 86 NAT には遺伝的多型が存在し，日本人では N-アセチル化能は高い．

問 87 N-アセチル基転移酵素は，芳香族アミン，ヒドラジン化合物，スルホンアミドを主として代謝する．

問 88 p-アミノ安息香酸の N-アセチル化は，主に N-アセチル基転移酵素 2（NAT 2）により行われる．

問 89 ヒトにおいて安息香酸は，ベンゾイル CoA となった後に，タウリン抱合を受けて馬尿酸として排泄される．

問 90 アミノ酸抱合では，アミノ酸のカルボキシ基が CoA と結合して活性化される．

問 91 次の化合物は，アミノ酸抱合を受けやすい．

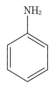

問 92 アニリンへの曝露により，尿中には p-アミノフェノールが排泄される．

4-1 化学物質の代謝 *287*

問 93 次の化合物は，硫酸抱合を受けやすい．

COOH

問 94 次の化合物の代謝的活性化には，抱合反応が関与する．

NO₂

N

O

問 95 次の化合物は，グルクロン酸抱合または硫酸抱合を受ける．

NHCOCH₃

OH

問 96 2,4-ジニトロクロロベンゼンは，主としてアミノ酸抱合を受ける．

288

問97 次の化合物は，主としてグルクロン酸抱合を受ける．

問98 キシレン曝露の生物学的モニタリングに用いられる尿中の指標は，メチル馬尿酸である．

問99 ベンゼン曝露の生物学的モニタリングに用いられる尿中の指標は，フェノールである．

問100 スチレン曝露の生物学的モニタリングに用いられる尿中の指標は，マンデル酸である．

問101 イソニアジドは，メトヘモグロビン血症の原因となる物質である．

問102 アセトアミノフェンを大量摂取した場合，代謝活性化を受けて毒性を示す N-アセチル-p-ベンゾキノンイミン（NAPQI）を生成する．

問103 メチル抱合におけるメチル供与体は，S-アデノシルメチオニンである．

問104 パラコートはアルド-ケトレダクターゼにより酸化されてラジカルとなり，肺毒性を示す．

4-1 化学物質の代謝 *289*

問 105 1,2-ジブロモエタンは，グルタチオンとの抱合反応によって代謝的活性化される．

発展問題

問 106 人乳中でイオン型となる塩基性異物や高脂溶性難代謝性異物は乳汁中に排泄されやすい．

問 107 硫化水素は，主にチオシアネート抱合されることにより毒性が軽減する．

問 108 チオペンタールは，シトクロム P450 による酸化的脱硫反応によりペントバルビタールになる．

問 109 フェニトインは，主に CYP2C9 によって代謝される．

問 110 イミプラミンの代謝には，主に CYP2D6 の遺伝的多型が知られている．

問 111 トルブタミドは主に CYP2C19，ジアゼパムは主に CYP2C9，ハロタンは主に CYP2E1 によって代謝される．

問 112 アンフェタミンやメタンフェタミンは，還元反応によりフェニルアセトンに代謝される．

問 113 カルボキシエステラーゼはアミドに対して高い活性を示し，イリノテカンの代謝的活性化にも働く．

問 114 肝臓の小胞体に存在する CYP2E1 はアルコール脱水素酵素と同様に NADPH を補酵素とし，反応を触媒する．

4-1 化学物質の代謝　解答

基本問題

問 1　×　全身クリアランスが大きい異物は，体外に排泄されやすい．

問 2　×　分子量 500 以下の抱合体などの極性物質が，尿中に排泄されやすい．

問 3　○，**問 4**　○，**問 5**　○，**問 6**　○

問 7　×　腸内嫌気性細菌で脱抱合されて元の化合物に戻るか，さらに還元されて脂溶性を回復する．

問 8　○，**問 9**　○

問 10　×　胎盤にも異物代謝系が存在し，異物の代謝あるいは代謝的活性化が行われる．

問 11　×　粒径が 1 μm 以下の微粒子は肺胞へ達しやすい．

問 12　×　肝臓や心臓において，異物は速やかに移行する．

問 13　×　人種差も知られている．

問 14　○

問 15　×　CYP1A2 の誘導が抑制されるために，増加する可能性がある．

問 16　○，**問 17**　○

問 18　×　エポキシドヒドロラーゼは，加水分解を触媒する．

問 19　×　フェナセチンはアセトアミノフェンに代謝される．

問 20 × モルヒネとホルムアルデヒドが生成する.

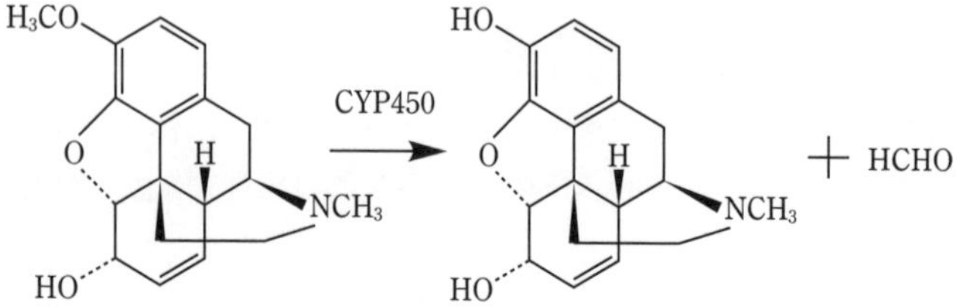
H₃CO
O
H
NCH₃
HO
CYP450
HO
O
H
NCH₃
HO
+ HCHO

問 21 × アルドリンがディルドリンとなる.

問 22 × 基質に酸素原子を 1 つ加えて酸化する.

問 23 × 2 個の電子が必要.

問 24 ○

問 25 × 基質特異性は低い.

問 26 × 両方を示す場合がある.

問 27 × 一酸化炭素分子と結合すると 450 nm に吸収極大を示す.

問 28 ○

問 29 × 分子状酸素を利用する.

問 30 ○

問 31 × CYP3A4 で代謝される.

問 32 × サイカシンは β-グルコシダーゼによる代謝的活性化である.

問 33 × アフラトキシン B_1 であり，エポキシ化で代謝的活性化される.

問 34 ○

問 35 ○

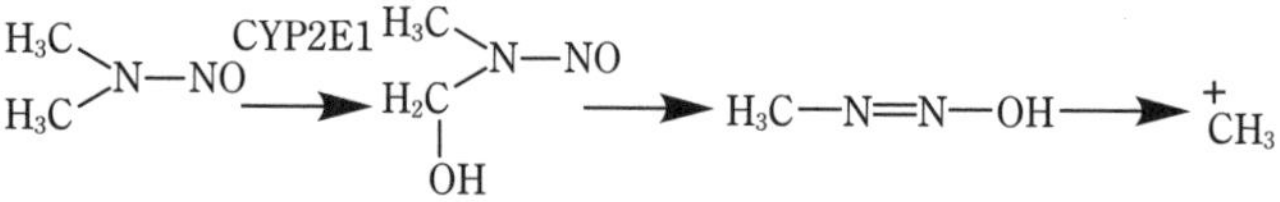
H₃C
N—NO
H₃C
CYP2E1
H₃C
N—NO
H₂C
OH
H₃C—N=N—OH
CH₃

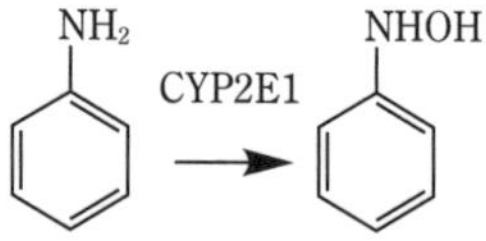
NH₂
CYP2E1
NHOH

4-1 解 答

問 36 × シメチジンは CYP3A4 を阻害する.

問 37 × 活性が阻害される.

問 38 × 塩化ビニルであり, エポキシ化で代謝的活性化される.

問 39 ○

問 40 × ジクロルボスはシトクロム P450 により代謝を受けない.

問 41 × アセトアルデヒドではなく, ホルムアルデヒドを生成する.

問 42 × 腸内細菌の代謝には, 主として β-グルコシダーゼ, β-グルクロニダーゼなどが関与する.

問 43 × 主として CYP2C19 の遺伝的多型が関与している.

問 44 × 日本人において poor metabolizer の発現頻度が最も高い分子種は CYP2C19 である.

問 45 × エタノールの代謝では CYP2E1 が誘導される.

問 46 × シトクロム P450 の分子種でない.

問 47 × シトクロム P450 によりベンジルアルコール, アルコール脱水素酵素によりベンズアルデヒド, アルデヒド脱水素酵素により安息香酸へと代謝される.

問 48 × CYP450 とアルコール脱水素酵素, アルデヒド脱水素酵素が関与している.

問 49 × アルコール脱水素酵素によって酸化される.

問 50 × アルデヒド脱水素酵素によって酸化される.

問 51 × エタノールをアセトアルデヒドに酸化するのは CYP2E1 である.

問 52 ×　飲酒により悪酔いを起こす主な原因物質は，アセトアルデヒドである．

問 53 ×　ヘモグロビンの鉄イオンを酸化する．

問 54 ×　エポキシドヒドロラーゼでジオールに加水分解される．

問 55 ×　シトクロム P450 により代謝された後に，硫酸抱合を受け生成するナイトレニウムイオンまたはメチルカチオンである．

問 56 ×　ベンゾ[*a*]ピレンであり，エポキシ化により代謝的活性化される．

問 57 ○

問 58 ×　酸化ではなく還元と加水分解が主反応である．

問 59 ×　還元反応が関与する異物代謝である．

問 60 ×　還元的脱ハロゲン化反応によりラジカルを生成し，肝毒性を示す．

問 61 ○

4-1 解 答

問 62 × プロントジルは，生体内で還元されてスルファニルアミドを生成する．

$$H_2NO_2S-\!\!\!\bigcirc\!\!\!-N\!\!=\!\!N\!\!-\!\!\bigcirc\!\!\!\!\begin{array}{c}NH_2\\\\NH_2\end{array}\longrightarrow H_2NO_2S-\!\!\!\bigcirc\!\!\!-NH_2 \quad H_2N-\!\!\!\bigcirc\!\!\!\!\begin{array}{c}NH_2\\\\NH_2\end{array}$$

問 63 × ベンゾ[*a*]ピレンの代謝的活性化には，CYP1A1 およびエポキシドヒドロラーゼが関与する．

問 64 × すべて β 体である．

問 65 × 肝臓の異物代謝能は老人になると低くなる．

問 66 × 生成することがある．

問 67 × 新生児ではグルクロン酸抱合能が低い．

問 68 × 肝におけるグルクロン酸抱合は，薬毒物が UDP-グルクロノシルトランスフェラーゼの働きによりグルクロン酸と結合することによって行われる．

問 69 × 極性が低下している．

問 70 × 腸内細菌の β-グルクロニダーゼによって加水分解される．

問 71 × グルタチオンはグリシン，システイン，グルタミン酸からなる．

問 72 ○，**問 73** ○

問 74 × グルタチオン抱合体は，システイン抱合体に加水分解され，最終的にメルカプツール酸となり，尿中に排泄される．

問 75 × グルタチオン転移酵素は，エポキシド，ハロゲンやニトロ基をもつ芳香族化合物を主として代謝する．

問 76 × グルタチオン抱合は，基質の電子密度が低い部位と反応しやすい．

問 77 × 加水分解によりシステイン抱合体を生成する．

問 78 × 利用されない．

問 79 × アセトアミノフェンはシトクロム P450 で代謝的活性化されるが，さらにグルタチオン抱合を受け，メルカプツール酸となり，解毒排泄される．したがって，肝毒性は肝内のグルタチオン濃度が低いときに強く現れる．

問 80 × エポキシドはグルタチオン抱合を受けやすい．

問 81 × *N*-アセチルキノンイミンは，グルタチオン抱合により解毒される．グルタチオンが枯渇した場合，肝障害を起こす．

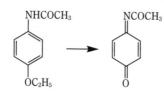

問 82 ○

問 83 × 活性硫酸（PAPS）が供与体となる．

問 84 ○

問 85 × NAT は細胞質に局在する．

問 86 ○，**問 87** ○

問 88 × *p*-アミノ安息香酸は主に NAT 1 により *N*-アセチル化される．

4-1 解 答

問 89 ×　グリシン抱合で馬尿酸となる.

$$\text{C}_6\text{H}_5\text{-}\overset{\text{O}}{\underset{}{\text{C}}}\text{-OH} \xrightarrow{\text{CoA-SH}} \text{C}_6\text{H}_5\text{-}\overset{\text{O}}{\underset{}{\text{C}}}\text{-SCoA} \xrightarrow{\text{グリシン}} \text{C}_6\text{H}_5\text{-}\overset{\text{O}}{\underset{}{\text{C}}}\text{-NHCH}_2\text{COOH}$$

問 90 ×　薬物のカルボキシ基が CoA と結合して活性化される.

問 91 ×　アミノ基をもつ化合物は，グルクロン酸抱合，硫酸抱合，アセチル抱合を受ける.

問 92 ○

問 93 ×　安息香酸は，グルクロン酸抱合やアミノ酸抱合を受けやすい.

問 94 ○，**問 95**　○

問 96 ×　グルタチオン抱合を受ける.

問 97 ×　イソニアジドの構造式である．アセチル抱合を受ける.

問 98 ○，**問 99**　○，**問 100**　○

問 101　×　ならない.

問 102　○

問 103　○

問 104　×　パラコートは NADPH-シトクロム P450 レダクターゼにより還元されてラジカルとなり，肺毒性を示す.

問 105　○

G：グルタチオン

発展問題

問 106 ○

問 107 ×　硫化水素は，主にメチル抱合により解毒される．

問 108 ○，**問 109** ○，**問 110** ○

問 111 ×　トルブタミドは主にCYP2C9，ジアゼパムは主に CYP2C19，ハロタンは主にCYP2E1によって代謝される．

問 112 ×　アンフェタミンやメタンフェタミンは，酸化的脱アミノ反応によりフェニルアセトンに代謝される．

$$\text{C}_6\text{H}_5-\text{CH}_2\text{CHCH}_3 \ (\text{NHCH}_3) \longrightarrow \text{C}_6\text{H}_5-\text{CH}_2\text{CCH}_3 \ (\text{O}) \longleftarrow \text{C}_6\text{H}_5-\text{CH}_2\text{CHCH}_3 \ (\text{NH}_3)$$

問 113 ○

問 114 ×　アルコール脱水素酵素の補酵素はNAD$^+$で，CYP2E1は NADPHである．

4-2 化学物質による発がん

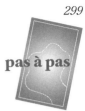

基本問題

問1 発がん性物質は必ず遺伝毒性をもつ．

問2 わが国では，ヒトの発がんに関する因子で最も寄与率が高いと考えられているのはウイルスである．

問3 タバコの煙には，ガス状物質と粒子状物質が含まれる．

問4 タバコの煙には，シアン化水素やアセトアルデヒドは含まれていない．

問5 突然変異によって塩基対置換が起こっても同じアミノ酸をコードする場合もある．

問6 発がんイニシエーターとして働く化学発がん物質は，すべて発がんプロモーター作用も示す．

問7 イニシエーターは遺伝子毒性をもつ化学物質であり，ナイトロジェンマスタードのように直接DNAと付加体を形成するものがある．

300

問 8 ホルボールエステルは，プロモーターとしてのみ働き，イニシエーター作用をもたない．

問 9 ベンゾ[*a*]ピレンは，プロモーター作用をもたないイニシエーターである．

問 10 イニシエーターやプロモーターの作用には，組織特異性があり，食塩は食道，エストロゲンは乳腺でプロモーター作用を示す．

問 11 ホルボールエステルは肝臓がん，フェノバルビタールは皮膚がんを引き起こすプロモーターである．

問 12 オカダ酸は，皮膚がんイニシエーター作用を示す．

問 13 次の化合物は，肝がんプロモーション作用を有する．

問 14 次の化合物は，膀胱がんプロモーション作用を有する．

4-2 化学物質による発がん　　　*301*

問 15 次の化合物は，胃がんプロモーション作用を有する.

$$ClH_2CH_2C \diagdown N-CH_3$$
$$ClH_2CH_2C \diagup$$

問 16 次の化合物は，皮膚がんプロモーション作用を有する.

問 17 次の化合物は，皮膚がんプロモーション作用を有する.

問 18 マスタードガスおよびトリクロロエチレンは，代謝を受けずに DNA 塩基を修飾する一次発がん物質である.

問 19 ニトロ多環芳香族化合物は，ニトロ基の還元とそれに続くアセチル化によって代謝的活性化され発がん性を示す．

問 20 芳香族アミンは，*N*-水酸化とそれに続く硫酸抱合によって代謝的に活性化され発がん性を示す．

問 21 肉や魚の焼け焦げ中には，変異原性を示すヘテロサイクリックアミンが存在する．

問 22 加熱食品に見出されるヘテロサイクリックアミンは，*N*-水酸化反応とそれに続く *O*-アシル化反応によって代謝的に活性化される．

問 23 Trp-P-1 および Trp-P-2 はピリドイミダゾール骨格，Glu-P-1 および Glu-P-2 はピリドインドール骨格を有する．

問 24 アフラトキシン B_1 およびジメチルニトロソアミンは，いずれも代謝的活性化されエポキシドとなり付加体を形成する．

問 25 アフラトキシン B_1 は，β-グルコシダーゼで代謝的に活性化され，発がん性を示す．

問 26 2-アセチルアミノフルオレンのような芳香族アミン類は，メチルカチオンとなり発がん性を示す．

問 27 2-アセチルアミノフルオレンは CYP3A4 により *N*-水酸化体に代謝される．

問 28 2-アセチルアミノフルオレンの *N*-水酸化体のアセチル化反応では，窒素原子にアセチル基が付加する．

4-2 化学物質による発がん

問 29 サイカシンは，代謝的活性化を受けアルキルジアゾヒドロキシド
を経て生じるアルキルカルボニウムイオンが発がん性を示す．

問 30 ジメチルニトロソアミンは，代謝的活性化されて生成したヒドロ
キシルアミンのエステルが発がん性を示す．

問 31 ジメチルニトロソアミンは，DNA をアルキル化する直接発がん
物質である．

問 32 2-アミノフルオレンおよびスチレンは，いずれもニトレニウムイ
オンに変換されて発がん性を示す．

問 33 トリクロロエチレンは，β-グルコシダーゼで代謝的に活性化さ
れて発がん性を示す．

問 34 プタキロシドは，代謝活性化されて発がん性を示す．

問 35 次の構造式の化合物は，N-水酸化により代謝的活性化されて膀
胱がんの原因となる．

問 36 次の構造式の化合物は，N-水酸化により代謝的活性化されて肺
がんの原因となる．

問 37 ソテツの実に含まれているサイカシンは，腸内細菌の β-グルコシダーゼにより分解され，その発がん性を失う．

問 38 変異によってがん遺伝子となる H-*ras* のようながん遺伝子は，正常細胞の細胞増殖にも必要な遺伝子である．

問 39 *p53* や *RB* は細胞周期の制御に関与するがん抑制遺伝子で，ある種のがん発生の過程では欠失していることが知られている．

問 40 *myc* 遺伝子，*ras* 遺伝子はがん抑制遺伝子である．

問 41 *src*，*fos*，*kit* は，がん遺伝子である．

問 42 家族性の大腸がん発生に関わる遺伝子には，*RB* の変異が知られている．

問 43 遺伝性乳がんの発症に関わる遺伝子は，*APC* である．

問 44 変異原性試験は，発がんプロモーターのスクリーニング法として使われる．

問 45 Ames 試験において，化学物質の代謝的活性化には，変異株のホモジネートを用いる．

問 46 Ames 試験において，突然変異はコロニー数の計測によって調べる．

4-2 化学物質による発がん

問 47 Ames 試験とは，*Salmonella typhimurium* のヒスチジン合成酵素に関する遺伝子の塩基対置換型（TA100）またはフレームシフト型（TA98）変異株の復帰突然変異を指標とする化学物質の変異原性試験である．

問 48 Ames 試験でラット肝ホモジネートの 9,000×g 上清を添加するのは，*Salmonella typhimurium* の代謝酵素を活性化するためである．

問 49 下記の表は，被検物質 A の変異原性を Ames 試験で測定した結果である．この結果の判定より，被検物質 A には変異原性はあるが，代謝を受けると変異原性がなくなると考えられる．

	S9mix 添加	S9mix 無添加
被検物質 A	コロニー数：増加	コロニー数：変化なし

※ S9mix：ラット肝ホモジネートを 9,000×g で遠心した上清に NADPH 生成系を加えたものである．

問 50 アスベストは，Ames 試験で陽性を示す．

問 51 アスベストは大気汚染防止法により，特定粉じんに指定されている．

問 52 遺伝毒性の有無は，Ames 試験に加え，げっ歯類または哺乳動物細胞を用いた試験を組み合わせて評価される．

問 53 変異原性試験のうち，突然変異を指標とする方法として，トリプトファン要求性の大腸菌変異株を用いた試験法も存在する．

問 54 被検動物の体細胞を用いる試験としては，コメットアッセイや染色体異常試験などがある．

問 55 化学物質による染色体切断後の修復の度合いを観察する試験として，特定の細菌を用いたコメットアッセイがある．

問 56 微生物を用いる変異原性試験として *rec* アッセイや *pol* アッセイが存在する．

問 57 培養細胞を用いて DNA 損傷を検出する方法として，不定期 DNA 合成試験がある．

問 58 哺乳動物細胞を用いた *in vitro* 小核試験では，細胞分裂が阻害されて生じる小核を検出する．

問 59 小核試験は染色体異常を指標とするもので，不定期 DNA 合成試験，*rec* アッセイ，*umu* 試験は DNA 損傷を指標とするものである．

問 60 不定期 DNA 合成試験，*rec* アッセイ，*umu* 試験は微生物を用いて行われる．

問 61 ハロタンは CYP450 により，脱臭素化が起こりラジカルを生成し，肝障害を引き起こす．

問 62 *pol* アッセイでは枯草菌の DNA 組換え修復酵素欠損株を，*rec* アッセイでは大腸菌の DNA ポリメラーゼ欠損株を用いる．

問 63 *pol* アッセイは，DNA 修復過程で取り込まれる核酸塩基を指標として判定する．

4-2 化学物質による発がん

発展問題

問 64 大腸菌 WP2 系菌は，GC 塩基対への化学修飾に対して，高い感受性をもっている．

問 65 生殖細胞を用いる試験には，マウスを用いた伴性劣性試験やショウジョウバエを用いた優性致死試験，相互転座試験，特定座試験などがある．

解答

308

4-2 化学物質による発がん　解答

基本問題

問1　×　PCBなどの有機塩素化合物やクロフィブラートのようなペルオキシソーム増殖剤，アスベストのような固形物は遺伝毒性をもたない.

問2　×　食物摂取が35%で，喫煙が30%を占める.

問3　○

問4　×　含まれている.

問5　○

問6　×　すべてではない.

問7　○，問8　○

問9　×　プロモーター作用もイニシエーター作用もある.

問10　×　食塩は胃でプロモーター作用を示す.

問11　×　ホルボールエステルは皮膚がん，フェノバルビタールは肝臓がんを引き起こす.

問12　×　プロモーション作用を示す.

問13　○　フェノバルビタール.

問14　×　サッカリン.

問15　×　ナイトロジェンマスタード.

問16　×　コール酸.

問17　×　12-*O*-テトラデカノイルホルボール 13-アセテート.

問18　×　トリクロロエチレンは二次発がん物質である.

問19　○，問20　○，問21　○，問22　○

4-2 解 答

問 23 × Trp-P-1 および Trp-P-2 はピリドインドール骨格，Glu-P-1
および Glu-P-2 はピリドイミダゾール骨格を有する．

Trp-P-1 Trp-P-2 Glu-P-1 Glu-P-2

問 24 × アフラトキシン B_1 およびジメチルニトロソアミンは，それ
ぞれ代謝的活性化されエポキシドおよびメチルカチオンとな
り付加体を形成する．

問 25 × CYP450 によって代謝的活性化を受ける．

問 26 × ニトレニウムカチオンとなり発がん性を示す．

問 27 × CYP1A2 により代謝される．

問 28 × 酸素原子にアセチル基が付加する．

問 29 ○

問 30 × ジメチルニトロソアミンは，メチルカチオンとなり発がん性
を示す．

問 31 × 間接発がん物質である．

問 32 × スチレンはエポキシドに変換される．

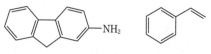

2-アミノフルオレン　　　スチレン

問 33 × トリクロロエチレンは，シトクロム P450 により代謝されてエポキシドを生じ，これが DNA に結合し発がん性を示す．

問 34 × 代謝活性化されずに発がん性を示すイニシエーターである．
問 35 ○ *O*-トルイジン．
問 36 × 膀胱がん，ベンジジン．
問 37 × サイカシンは，β-グルコシダーゼにより糖が脱離し，それに続く構造変換によりカルボカチオンを生じて発がん性を示す．

問 38 ○，問 39 ○
問 40 × がん遺伝子である．
問 41 ○
問 42 × がん抑制遺伝子である *APC* の変異が関わると考えられている．
問 43 × *BRCA1*
問 44 × 発がんイニシエーターのスクリーニング法である．
問 45 × 肝ホモジネートを用いる．

4-2 解答 *311*

問 46 ○，問 47 ○

問 48 × 9,000 × g 上清には代謝酵素が含まれ，被検物質の代謝的活性化のために添加される．

問 49 × 被検物質 A には変異原性がないが，代謝的活性化を受けると変異原性を示すと考えられる．

問 50 × 陰性を示す．

問 51 ○，問 52 ○，問 53 ○，問 54 ○

問 55 × コメットアッセイは，被験動物の体細胞を用いて電気泳動することによって，DNA 損傷性を評価する．

問 56 ○，問 57 ○

問 58 × 染色体の構造異常で生じる小核を検出する．

問 59 ○

問 60 × 不定期 DNA 合成試験は哺乳動物の培養細胞系を用いて行われる．

問 61 ○

問 62 × *rec* アッセイでは枯草菌の DNA 組換え修復酵素欠損株を，*pol* アッセイでは大腸菌の DNA ポリメラーゼ欠損株を用いる．

問 63 × *pol* アッセイは，野生株と対応する欠損株の被検体化合物に対する致死感受性の差を指標として DNA 障害性を評価する．

発展問題

問 64 × 大腸菌 WP2 系菌は，AT 塩基対への化学修飾に対して，高い感受性をもっている．

312

問 65 ×　生殖細胞を用いる試験には，ショウジョウバエを用いた伴性劣性試験やマウスを用いた優性致死試験，相互転座試験，特定座試験などがある．

4-3 化学物質の毒性評価

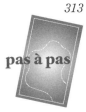

基本問題

問1 一般に化学物質の投与量と反応率の関係について縦軸を累積反応率として表すとシグモイド曲線が得られる．

問2 亜鉛（Zn）やビタミンAの摂取量（曝露量）と望ましくない生体影響の関係を示すと，シグモイド曲線となる．

問3 医薬品の安全性試験には，一般毒性試験と特殊毒性試験がある．

問4 医薬品の一般毒性試験は，単回投与毒性試験と特殊毒性試験に大別される．

問5 生殖・発生毒性試験では，被験薬の変異原性も調べられる．

問6 生殖・発生毒性試験は，被験薬物の催奇形性のみを明らかにすることを目的としている．

問7 遺伝毒性試験は，被験薬物の生殖・発生に及ぼす影響を明らかにすることを目的としている．

314

問 8 依存性試験は，特殊毒性試験に属し，被験薬物の身体依存性と精神依存性を明らかにする目的で実施される．

問 9 化学物質の無毒性量は，急性毒性試験から求める．

問 10 反復投与毒性試験の結果は，被験薬物の無毒性量の推定に用いられる．

問 11 発がん物質によるがんの発生や放射線による障害における量−反応関係には，閾値が存在せず，実質安全量（VSD）を使って推定されることが多い．

問 12 2つの化合物の毒性を比較するとき，一般的には50％致死量（LD_{50}）が低ければその毒性は低いといえる．

問 13 1日許容摂取量（ADI）および耐容1日摂取量（TDI）は，最も感受性の高い動物を用いた試験で得られた最大無作用量（NOEL）または無毒性量（NOAEL）を安全係数または不確実係数で除したものである．

問 14 NOAEL（無毒性量）は，すべての化学物質にあてはまる概念である．

問 15 実験に使用する動物の種類により，NOAEL は異なることがある．

問 16 安全係数または不確実係数には100が用いられるが，この値は性差による係数を10，個体差によるものを10と見込んだものである．

問 17 ADI は，動物実験で求めた最大無作用量よりも多い．

問 18 使用基準は農薬では TDI，食品添加物では ADI を考慮して決められている．

問 19 農薬の残留基準は，ADI を超えないように設定されている．

問 20 保存料 X について，マウスの 90 日間反復投与毒性試験による無毒性量が 200 mg/kg 体重/日，イヌの 1 年間反復投与毒性試験による無毒性量が 500 mg/kg 体重/日という試験結果が得られた．安全係数を 100 とすると，保存料 X の ADI は 5.0 mg/kg 体重/日である．

問 21 米にしか使用しない農薬 A の実験動物における無毒性量は 1 mg/kg/day であり，安全係数を 100 とする．体重 50 kg のヒトがこの農薬 0.2 mg/kg を含む米を毎日 100 g 食べたとき，米によるこの農薬の摂取量は 1 日許容摂取量の 4％にあたる．

問 22 米にしか使用しない農薬 B の実験動物における無毒性量は 0.5 mg/kg/day であり，安全係数を 100 とする．体重 100 kg のヒトが米を毎日 500 g 食べたとき，農薬 B の曝露量が ADI を超えないための米への残留の上限値は，10 mg/kg である．

問 23 ダイオキシン類などの環境汚染物質の摂取量として ADI が用いられる．

問 24 ADI は，一生涯摂取し続けたとしても発がんの危険度が，ある限られた率以下にとどまる化学物質の量のことであり，人為的に設定した閾値である．

316

問 25 変異原性試験は，化学物質の難分解性および高蓄積性を評価する目的で行われる．

発展問題

問 26 群内全個体の動物に 50％毒性発現量である TD_{50} をデータから求める場合，データが正規分布に従っていれば，累積反応率をプロビットに置き換えることによって直線に近似できる．

問 27 量 - 反応曲線は，年齢，性別，遺伝的要因，疾病などの生体側の要因で変動するが，同時あるいは過去に摂取したほかの化学物質の影響は受けない．

問 28 薬物は 50％有効量（ED_{50}）と 50％致死量（LD_{50}）の間隔が小さいほど安全であることから，LD_{50}/ED_{50} は安全係数とよばれ，安全性の指標となる．

問 29 農薬については，世界保健機構（WHO）と国連食糧農業機関（FAO）の合同調査機関である FAO/WHO 合同食品添加物専門家会議（JECFA）で ADI を決定している．

問 30 食品添加物については，WHO と FAO の合同調査機関である FAO/WHO 合同残留農薬会議（JMPR）で ADI を決定している．

解
答

317

4-3　化学物質の毒性評価　解答

基本問題

問 1　○

問 2　×　U字曲線（2相性）となる.

問 3　○

問 4　×　単回投与毒性試験と反復投与毒性試験に大別される.

問 5　×　変異原性は調べられない.

問 6　×　生殖過程全般への毒性を調べることを目的としている.

問 7　×　遺伝子などに影響を与えるかを調べる.

問 8　○

問 9　×　反復投与毒性試験などから求める.

問 10　○，**問 11**　○

問 12　×　一般的には LD_{50} が低ければその毒性は高いといえる.

問 13　○

問 14　×　発がん性物質などはあてはまらない.

問 15　○

問 16　×　性差ではなく，実験動物からヒトへの読み換えのための種差である.

問 17　×　最大無作用量の 1/安全係数である.

問 18　×　農薬および食品添加物の使用基準は，いずれも ADI を考慮して決められている.

問 19　○

問 20　×　2.0 mg/kg 体重/日.

問 21　○　ADI＝1/100＝0.01 mg/kg/day
　　　　　0.01 mg/kg/day×50 kg＝0.5 mg/day
　　　　　米からの 1 日摂取量 0.2 mg/kg×100/1000 kg＝0.02 mg/day
　　　　　0.02 mg/0.5 mg×100＝4％

問 22　×　ADI＝0.5/100＝0.005 mg/kg/day　　0.005×100＝0.5 mg/day

$0.5 / (500/1000) = 1.0 \text{ mg/kg}$

問 23 × 耐容 1 日摂取量（TDI）を用いる．

問 24 × 実質安全量（VSD）は，一生涯摂取し続けたとしても発がんの危険度が，ある限られた率以下にとどまる化学物質の量のことであり，人為的に設定した閾値である．

問 25 × 変異原性試験は，DNA が何らかの影響を受け，遺伝子や染色体に影響を与えるかを調べる．

発展問題

問 26 ○

問 27 × ほかの化学物質による相乗作用や拮抗作用によって影響を受ける．

問 28 × LD_{50}/ED_{50} は治療係数で，大きいほど安全である．

問 29 × 農薬については，WHO と FAO の合同調査機関である FAO/WHO 合同残留農薬会議（JMPR）で ADI を決定している．

問 30 × 食品添加物については，WHO と FAO の合同調査機関である FAO/WHO 合同食品添加物専門家会議（JECFA）で ADI を決定している．

4-4 化学物質の毒性 (分類・試験法・法令)

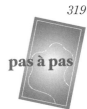

基本問題

問1 シェーンバイン法は，黄リン検出の予試験として用いられる．

問2 ラインシュ法は，シアン化水素検出の予試験として用いられる．

問3 シアンはピリジン・ピラゾロン法で青色の呈色により定量できる．

問4 ペントバルビタールは，銅-ピリジン反応により定性的に検出される．

問5 化学物質の毒性試験は一般毒性試験と特殊毒性試験に大別され，化学物質の安全性についての基準 (GMP) 遵守のもとに実施される．

問6 急性毒性試験は，化学物質の量-反応関係からおおよその ED_{50} を求める．

問7 28日間反復投与は亜急性毒性試験に，90日間反復投与は慢性毒性試験に分類される．

320

問 8 急性毒性試験によって，NOAEL や NOEL が推定される．

問 9 特殊毒性試験には，生殖・発生毒性試験，催奇形性試験，遺伝毒性試験などがある．

問 10 胚・胎児発生に関する試験において，最も胎児が化学物質による催奇形性発現の感受性が高い時期は器官形成期である．

問 11 「化学物質の審査および製造等の規制に関する法律（化審法）」では，環境中で分解しにくい化学物質に加え，環境中で分解しやすい化学物質も対象となる．

問 12 化審法が制定されたのは，PCB の広範な環境汚染とヒトへの有害性が明らかになったためである．

問 13 化審法において監視化学物質は，難分解性，高蓄積性，ヒトまたは高次補食動物への長期毒性を有する化学物質で，製造・輸入は許可制で，事実上禁止されている．

問 14 第二種特定化学物質は，難分解性，高蓄積性である．

問 15 トリクロロエチレン，2,4,6-トリ-*tert*-ブチルフェノール，アルドリンは，化審法における第一種特定化学物質である．

問 16 四塩化炭素，トリブチルスズクロリドは，化審法における第一種特定化学物質である．

問 17 第一種特定化学物質は，特定用途以外の製造・輸入・使用が禁止である．

4-4 化学物質の毒性（分類・試験法・法令） *321*

問 18 化審法において，監視化学物質の設定は，化学物質の環境への放出量を把握することを目的としている．

問 19 化審法において，蓄積性の評価にはミジンコや藻類を用いることが推奨されている．

問 20 化審法において，化学物質の高蓄積性を判定する試験には活性汚泥が用いられる．

問 21 長期毒性の判定は，藻類生長阻害試験やミジンコ急性遊泳阻害試験で判定される．

問 22 ダイオキシン類は化審法だけでなく，ダイオキシン類対策特別措置法で規制を受ける．

問 23 農薬取締法に基づいて農薬の残留基準が設定されている．

問 24 食品中の残留農薬は，ネガティブリスト制による規制が行われている．

問 25 農薬の残留基準や暫定基準は，国内で使用が認められている農薬だけに設定されている．

問 26 残留基準や暫定基準が設定されていない農薬については，食品中に 0.01ppm を超えて存在してはならないとされている．

322

発展問題

問 27 マイレックス，トキサフェン，1,4-ジオキサンは，化審法における第一種特定化学物質である．

問 28 第二種特定化学物質は，製造・輸入予定数量を毎年度届け出る必要がある．

問 29 食品添加物では，GLP に基づき，医薬品と同じ毒性項目の試験を行わなければならない．

問 30 生活環境動植物への毒性は，藻類生長阻害試験，慢性毒性試験，魚類初期生活段階毒性試験によって確認される．

解答

4-4 化学物質の毒性（分類・試験法・法令） 解答

基本問題

問1 × シェーンバイン法は，シアン化水素の予試験である．

問2 × ラインシュ法は，ヒ素，アンチモン，水銀，ビスマスの予試験である．

問3 ○，**問4** ○

問5 × 試験実施適正基準（GLP）遵守のもとに行われる．

問6 × おおよその LD_{50} を求める．

問7 × 90日間反復投与も亜急性毒性試験である．

問8 × 慢性毒性試験で推定される．

問9 ○，**問10** ○，**問11** ○，**問12** ○

問13 × 監視化学物質は，難分解性，高蓄積性，毒性不明の化学物質であり，「前年度の製造・輸入数量，用途等を毎年届出」と規制されている．

問14 × 難分解性でないものも含まれる．難分解性，高蓄積性化学物質は監視化学物質である．

問15 × トリクロロエチレンは，第二種特定化学物質である．

問16 × 四塩化炭素，トリブチルスズクロリドは，化審法における第二種特定化学物質である．

問17 ○

問18 × 毒性が明らかになるまでの間も法的な監視下に置くことを目的としている．

問19 × 化審法において，蓄積性の評価にはヒメダカやコイを用いることが推奨されている．

問20 × 高蓄積性評価は魚類を用いた濃縮度試験と n-オクタノール/水分配係数で判定される．

問21 × 生態毒性の判定は，藻類生長阻害試験やミジンコ急性遊泳阻害試験で判定される．

解
答

324

問 22 × ダイオキシン類は化審法ではなく，ダイオキシン類対策特別
措置法で規制を受ける．

問 23 × 食品衛生法に基づいて設定されている．

問 24 × ポジティブリスト制による規制が行われている．

問 25 × 国内で使用が認められていない農薬に対しても設定されてい
る．

問 26 ○

発展問題

問 27 × 1,4-ジオキサンは，化審法における優先評価化学物質である．

問 28 ○

問 29 × 食品添加物では，急性毒性試験が必ずしも必要でない．

問 30 × 慢性毒性試験は，ヒトへの長期毒性を評価する試験である．

4-5 化学物質の毒性（重金属）

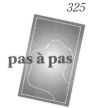

基本問題

問1 メチル水銀は，魚介類よりも陸生動物中に高濃度に蓄積している．

問2 無機水銀化合物の主な毒性は，中枢神経障害である．

問3 メチル水銀は腸管でシステインと結合し，中性アミノ酸輸送系でほとんど吸収される．

問4 環境中に存在する有機水銀は，主としてフェニル水銀である．

問5 水銀を含む化合物のうち，金属水銀では呼吸器障害や中枢神経障害，無機水銀では近位尿細管障害，メチル水銀やフェニル水銀では中枢神経障害を主に引き起こす．

問6 環境中では，無機水銀のメチル化には，メチルコバラミンが関与している．

問7 無機水銀は環境中の微生物の働きによりメチル水銀となる．

問8 頭髪は，水銀やヒ素の排泄経路の1つである．

問 9 水銀曝露の生物学的モニタリングに用いられる尿中の指標は，無機水銀である．

問 10 ヒ素は，元素の周期律表におけるリンの同族体である．

問 11 米ぬか油への PCB 混入事件を契機として，食品添加物公定書が公布された．

問 12 ヒ素は 5 価に比べ，3 価で毒性が低く，海藻類に含まれる有機ヒ素化合物も無機ヒ素化合物に比べ毒性が低い．

問 13 無機ヒ素は急性毒性として消化管障害や中枢神経障害が起こり，慢性毒性では色素沈着，骨代謝異常が認められる．

問 14 メチル化は，無機ヒ素の体内での主要な代謝経路の 1 つで，ヒトの体内でジメチル体であるジメチルアルシン酸あるいはトリメチル体であるアルセノベタインとなり，無毒化される．

問 15 食用海産物中に高濃度に含有されるアルセノシュガーは，無機態のヒ素に比べ，はるかに低毒性である．

問 16 鉛化合物が多く含まれている食品として，ヒジキがあげられる．

問 17 カドミウムは主に乳製品から摂取される．

問 18 ヒトにおけるカドミウムの消化管吸収率は，およそ 90％である．

問 19 カドミウムは，国際がん研究機関（IARC）において，ヒトに対する発がん性がある化学物質に分類されている．

4-5 化学物質の毒性（重金属）

問 20 カドミウムの主な毒性は，ポルフィリン代謝の阻害である．

問 21 カドミウムの慢性中毒による主症状は，肺線維症である．

問 22 カドミウムは慢性毒性として，尿細管障害を引き起こし，中毒患者では尿中に β_2-ミクログロブリンが多く現れる．

問 23 カドミウムのヒトにおける主要な摂取源は魚介類で，一般的にヒトの組織中濃度は若年者よりも中年者の方が高い．

問 24 カドミウムは金属結合タンパク質メタロチオネインと結合すると，その毒性が軽減される．

問 25 カドミウムおよびベンゼンの曝露指標は，それぞれ尿中 β_2-ミクログロブリンおよび尿中フェノールである．

問 26 クロム塩の中では 3 価クロムの方が 6 価クロムより酸化力が強く，毒性も強い．

問 27 アンチノック剤である四エチル鉛と同様に，合金やハンダに用いられる無機鉛はヘム合成阻害による貧血を引き起こす．

問 28 無機鉛の慢性毒性として，小児では中枢神経障害が引き起こされる．

問 29 鉛の消化管吸収率は，成人より幼児の方が高い．

問 30 鉛は，ヘム合成を阻害して貧血を起こすことがある．

問 31 無機鉛の中毒患者では尿中にδ-アミノレブリン酸やコプロポルフィリンが多く現れる.

問 32 無機鉛による貧血は, グロビンタンパク質の合成阻害による.

問 33 無機鉛は, δ-アミノレブリン酸デヒドラターゼ（δ-アミノレブリン酸脱水酵素）やフェロケラターゼ（鉄導入酵素）を阻害する.

問 34 缶詰などのメッキ容器からのスズの溶出は, 硝酸イオンが共存すると抑制される.

問 35 有機スズ化合物に内分泌撹乱作用が認められるため, 缶詰の内側をスズメッキするのは禁止されている.

発展問題

問 36 プロピル水銀はメチル水銀よりも毒性は強い.

問 37 塩化水銀（I）は水溶性で強い毒性を示すが, 塩化水銀（II）は不溶なためほとんど無毒である.

問 38 環境中における無機水銀からメチル水銀の生成は, 微生物によるもの以外に光化学反応によるものがある.

問 39 化学兵器剤であるジフェニルアルシン誘導体は, 5価ヒ素を含む.

4-5 化学物質の毒性（重金属） 解答

基本問題

問1 × メチル水銀は，陸生動物よりも魚介類中に高濃度に蓄積している．

問2 × 無機水銀化合物の主な中毒症状は，タンパク質の変性によって起こる腎臓障害などである．

問3 ○

問4 × 環境中に存在する有機水銀は，主としてメチル水銀である．

問5 × フェニル水銀は体内で無機水銀となるので，中枢神経障害は起こしにくい．

問6 ○，**問7** ○，**問8** ○，**問9** ○，**問10** ○

問11 × 粉乳へのヒ素の混入であるヒ素ミルク事件である．

問12 × ヒ素は3価に比べ，5価で毒性が低く，海藻類に含まれる有機ヒ素化合物も無機ヒ素化合物に比べ毒性が低い．

問13 × ヒ素による主な慢性毒性の症状は，ヒ素疹のような皮膚障害，神経障害やがんである．

問14 × ヒトの体内でモノメチルあるいはジメチル体となるが，トリメチル体は生成できない．

問15 ○

問16 × ヒ素化合物．

問17 × 主に米から摂取される．

問18 × 2〜6％程度．

問19 ○

問20 × カドミウムの主な毒性は，腎障害である．

問21 × 腎性の骨軟化症である．

問22 ○

問23 × 魚介類ではなく米である．

問24 ○，**問25** ○

解答

330

問 26 × クロム塩の中では 6 価クロムの方が 3 価クロムより酸化力
が強く，毒性も強い．

問 27 × 四エチル鉛は中枢神経障害を引き起こす．

問 28 ○，**問 29** ○，**問 30** ○，**問 31** ○

問 32 × ヘムの合成阻害による．

問 33 ○

問 34 × 硝酸イオンが共存すると促進される．

問 35 × 無機スズは，使用されている．

発展問題

問 36 × プロピル水銀はメチル水銀よりも毒性は弱い．

問 37 × 塩化水銀 (II) は水溶性で強い毒性を示すが，塩化水銀 (I)
は不溶なためほとんど無毒である．

問 38 ○

問 39 × 化学兵器剤であるジフェニルアルシン誘導体は，3 価ヒ素を
含む．

4-6 化学物質の毒性（農薬）

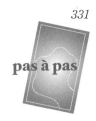

基本問題

問1 有機塩素系農薬は，一般にアセチルコリン受容体と強く結合することにより神経障害を引き起こす．

問2 有機塩素系農薬であるDDTは，シトクロムP450によってDDEに代謝的活性化されて，難分解性が増す．

問3 HCH (hexachlorocyclohexane) は有機塩素系殺虫剤として用いられ，異性体のうち，α体が最も毒性が高い．

問4 ディルドリンは体内でエポキシ化されてアルドリンとなり，毒性が増強する．

問5 クロルデンの生体に対する主な作用はアコニターゼ阻害である．

問6 2,4-ジクロロフェノキシ酢酸 (2,4-D) は酸化的リン酸化を阻害して毒性を示す．

問7 シクロジエン誘導体は有機塩素系殺虫剤として用いられ，その毒性はアルドリン＜ディルドリン＜エンドリンの順である．すべて第一種特定化学物質に指定されている．

問 8　除草剤であるペンタクロロフェノールは，クエン酸回路の阻害剤である．

問 9　2,4-D は有機リン系の除草剤であり，不純物として BHC が含まれていることがわかった．

問 10　除草剤であるパラコートは経皮や経気道的に吸収されやすく，細胞内で酸化されてパラコートラジカルとなり，肺障害を引き起こす．

問 11　ジクワットはパラコートよりもはるかに毒性が低く，肺線維症よりも急性腎不全を引き起こす．

問 12　パラコートは，現在わが国において中毒事故が多い有機リン系の除草剤である．

問 13　パラコート中毒では，酸素吸入処置が有効である．

問 14　有機リン系農薬は，一般に動物体内で加水分解されて毒性が増強する．

問 15　ジクロルボスはスーパーオキシドラジカルを生成して毒性を示す．

問 16　パラチオンは，急性の肝障害を起こす．

問 17　パラチオンは，シトクロム P450 で代謝されてリン酸エステル型のパラオクソンとなり，そのジアルキルリン酸部分がアセチルコリンエステラーゼの活性中心のセリン残基に結合することで阻害する．

4-6 化学物質の毒性（農薬） *333*

問 18 パラチオン中毒では，*p*-ニトロ-*o*-クレゾールが尿中排泄される．

問 19 *p*-ニトロフェノールが尿中から検出された場合，フェニトロチオンの摂取が考えられる．

問 20 ジクロルボスはシトクロム P450 で代謝的活性化を受けて，コリンエステラーゼ阻害作用を示す．

問 21 マラチオンは選択毒性に富む有機リン系農薬で，昆虫ではシトクロム P450 により代謝的活性化されるが，ヒトではシトクロム P450 で分解され，毒性が軽減する．

問 22 アトロピンとヨウ化プラリドキシム（2-PAM）は，有機リン酸化されたコリンエステラーゼを賦活化する．

問 23 2-PAM は，アセチルコリンエステラーゼと結合した有機リン系殺虫剤の遊離を促進し，解毒作用を発揮する．

問 24 有機リン系殺虫剤は，コリン作動性神経末端でのアセチルコリンの分解を促進し，縮瞳を引き起こす．

問 25 次に示す農薬は，アセチルコリンエステラーゼ阻害作用を示し，わが国での使用が許可されている．

問 26 カルバメート系殺虫剤は，シトクロム P450 による代謝的活性化を受けなくても，コリンエステラーゼのセリン残基をカルバモイル化して阻害し，縮瞳を起こす．

問 27 カルバメート系農薬によるコリンエステラーゼ阻害作用は有機リン系農薬より弱く，その毒性の対症療法として，アトロピンや2-PAM が有効である．

問 28 カルバリルは，アセチルコリンの分解を促進し，解毒剤として2-PAM が有効である．

問 29 殺虫剤や殺鼠剤に用いられるモノフルオロ酢酸は，生体内でモノフルオロクエン酸に代謝され，クエン酸回路のアコニターゼを阻害する．

問 30 トリクロロ酢酸は，殺鼠剤として使用される．

問 31 含リンアミノ酸系除草剤であるグルホシネートは，コリンエステラーゼを阻害し，中枢神経障害を引き起こす．

問 32 次に示す農薬は，アセチルコリンエステラーゼ阻害作用を示し，わが国での使用が許可されている．

$$\text{HOOC}\diagdown\diagup\text{HN}\diagdown\diagup\overset{\displaystyle O}{\underset{\displaystyle OH}{\overset{\|}{P}}}\diagdown\text{OH}$$

問 33 パラコートは，生体内のオキシドレダクターゼによって，一電子還元を受けて過酸化水素に変化した後，ラジカル種を生成する．

4-6 化学物質の毒性（農薬） *335*

問34 サリン，ソマンおよびタブンなどは，有機塩素系農薬と同じ機構で毒性を示す．

問35 メソミルや BPMC は，-OCONHCH$_3$ の形で活性中心を修飾する．

発展問題

問36 有機塩素系農薬の毒性発現機構は，神経細胞への K$^+$ 流入や細胞からの Na$^+$ 流入抑制による反復刺激である．

336

解答

4-6 化学物質の毒性（農薬） 解答

基本問題

問1 × アセチルコリン受容体とは結合しない.

問2 ○

問3 × β 体が最も毒性が高い.

問4 × アルドリンは，体内でエポキシ化されてディルドリンとなり，毒性が増強する.

問5 × クロルデンの生体に対する主な作用は神経障害である.

問6 × 2,4-ジクロロフェノキシ酢酸はホルモン作用を撹乱させる.

問7 ○

問8 × 脱共役剤として酸化的リン酸化を阻害する.

問9 × 2,4-D は有機塩素系の除草剤であり，不純物としてテトラクロロジベンゾ-p-ジオキシン（TCDD）が含まれていることがわかった.

問10 × 還元されて，パラコートラジカルとなる.

4-6 解 答

問 11 ○

$$H_3C-N^+\overset{}{=}\overset{}{=}\overset{}{N^+}-CH_3$$

パラコート

ジクワット

問 12 × パラコートは，現在わが国において中毒事故が多いジピリジウム系の除草剤である．

問 13 × 酸素吸入は，肺障害を進行させる．

問 14 × 一般に有機リン系農薬は，動物体内で加水分解されて毒性が減弱する．

問 15 × ジクロルボスは有機リン系農薬であり，主な毒性発現はコリンエステラーゼの阻害による．

問 16 × 神経障害を起こす．

問 17 ○

問 18 × p-ニトロフェノールが尿中排泄される．

$$C_2H_5O-\overset{\overset{S}{\|}}{\underset{\underset{OC_2H_5}{|}}{P}}-O-\!\!\!\!\!\!\!\!\!\!-NO_2$$

問 19 × パラチオンの摂取が考えられる．

$$H_3CO-\overset{\overset{S}{\|}}{\underset{\underset{OCH_3}{|}}{P}}-O-\!\!\!\!\!\!\!\!\!\!-\overset{CH_3}{\underset{NO_2}{}}$$

問 20 × 既にオクソン型なので，代謝的活性化は必要ない．

$$H_3CO-\overset{\overset{O}{\|}}{\underset{\underset{OCH_3}{|}}{P}}-O-\overset{}{\underset{H}{C}}\!\!=\!\!CCl_2$$

問 21 × ヒトではカルボキシエステラーゼで分解される.

$$\underset{\underset{OCH_3}{|}}{\overset{\overset{S}{\|}}{H_3CO-P}}-S-\underset{CH_2COOC_2H_5}{\overset{H}{\underset{|}{C}}}\overset{COOC_2H_5}{}$$

問 22 × アトロピンは副交感神経遮断作用を有し，アセチルコリンと拮抗する.

問 23 ○

問 24 × アセチルコリンの分解を阻害する.

問 25 × 構造式の農薬はサリンであり，許可されていない.

問 26 ○

問 27 × 2-PAM は無効である.

問 28 × カルバリルはコリンエステラーゼを阻害し，解毒薬としてアトロピンが有効である.

$$\overset{\overset{O}{\|}}{O-C}-NHCH_3$$

問 29 ○

問 30 × モノフルオロ酢酸が殺鼠剤として使用されている.

問 31 × 植物のグルタミン酸合成酵素を阻害し，ヒトのコリンエステラーゼは阻害しない.

$$\underset{\underset{OH}{|}}{\overset{\overset{O}{\|}}{H_3C-P}}-CH_2CH_2\overset{\overset{NH_2}{|}}{CHOOH}$$

問 32 × 構造式の農薬はグリホサートであり，アセチルコリンエステラーゼ阻害作用はない.

4-6 解答

問 33 × パラコートは，生体内のオキシドレダクターゼによって，一電子還元を受けてラジカル種に変化した後，スーパーオキシドアニオンを生成する．

問 34 × サリン，ソマンおよびタブンなどは，有機リン系農薬と同じ機構で毒性を示す．

問 35 ○

OCONHCH₃
H-C-C₂H₅
CH₃

BPMC

H₃CS
    C=NOCONHCH₃
H₃C

メソミル

発展問題

問 36 ○

4-7 化学物質の毒性 (有害物質)

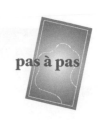

基本問題

問1 ホルムアルデヒドは，紫外線による活性化を受けて皮膚毒性を発現する．

問2 クロロホルムは，シトクロム P450 で代謝的活性化され，ホスゲンとなる．

問3 トリフェニルスズ化合物は，アレルギーを起こしやすいために繊維製品においてはその規制値が設けられている．

問4 じゃがいもや穀類を高温で揚げたり焼いたりすると，神経毒を有するアクリルアミドが生成することがある．

問5 トリクロロエチレンの発がん性は報告されていない．

問6 ベンゼンは，造血系幹細胞や前駆細胞に作用して，白血球細胞を増加させ，曝露指標として尿中馬尿酸がある．

問7 アニリンはシトクロム P450 で代謝的活性化されて，フェニルヒドロキシルアミンを生成し，さらにニトロソベンゼンとなって，メトヘモグロビン血症を引き起こす．

4-7 化学物質の毒性（有害物質） 341

問 8 トルエンは大部分がクレゾールに代謝され，そのグルクロニドが尿中に排泄される．

問 9 中毒事故死の発生件数は，二酸化炭素中毒が最も多い．

問 10 一酸化炭素のヘモグロビン（Fe^{3+}）に対する親和性は，酸素より高い．

問 11 硫化水素はシアン化合物やアジ化物と同様に，中枢神経において主にミトコンドリアでの酸化的リン酸化の共役剤として働きエネルギー産生の阻害作用を示す．

問 12 青酸カリウムは，腸液でアルカリ性になると青酸を遊離し，吸収されて致死毒性を示す．

問 13 バラ科やマメ科の食用植物の中には，青酸ないし青酸配糖体を含有するものがある．

問 14 シアン化物イオンは，シトクロム c オキシダーゼの Fe^{3+} より Fe^{2+} に親和性が高い．

問 15 ヒトでのダイオキシン類の中毒症状は塩素ニキビや色素沈着などの皮膚症状および倦怠感である．

問 16 ダイオキシン類は，催奇形性を示すが，発がん性は示さない．

問 17 コプラナーPCB は，ダイオキシン類の１つである．

問 18 ダイオキシン類は PCDD，PCDF，コプラナーPCB および DDT をさし，これらの中で最も毒性が強いものは 2,3,7,8-TCDD である．

問 19 次の化合物は，化審法の第一種特定化学物質に指定されている．

Cl Cl

Cl Cl
Cl

問 20 ごみ焼却施設では，ダイオキシン類の発生を抑制するために燃焼温度を 700℃ 以下に保っている．

問 21 ダイオキシン類はごみ焼却施設の燃焼過程で生成しやすく，わが国では畜産食品からの摂取が最も多い．

問 22 ダイオキシン類の毒性は，毒性等量（TEQ）を用いて最も毒性の強い 2,3,7,8-TCDD（2,3,7,8-テトラクロロジベンゾ-p-ジオキシン）の量に換算した毒性等価係数（TEF）で表す．

問 23 ダイオキシン類は細胞内の芳香族炭化水素受容体（AhR）と結合することによって CYP1A の誘導などを介して毒性を示すと考えられる．

問 24 PCDF は PCB の不純物であり，PCB よりも毒性は低い．

問 25 PCDD の毒性は，塩素の置換基数が多くなると強くなる．

4-7 化学物質の毒性（有害物質） *343*

問 26 PCB は水に不溶性で，生体に蓄積性が高いが，微生物による分解は比較的早い．また，カネミ油症事件の原因物質としても知られている．

問 27 ダイオキシン類は CYP1A などの発現促進を介して内分泌攪乱作用を示す．

問 28 活性酸素とは，一重項酸素（$^1O_2$），過酸化水素（H_2O_2），ヒドロキシラジカル（$\cdot OH$），スーパーオキシドアニオン（$\cdot O_2^-$）のことである．

問 29 グルタチオンペルオキシダーゼは活性中心に亜鉛をもち，過酸化水素を水に変換する．

問 30 スーパーオキシドジスムターゼは，スーパーオキシドアニオンを過酸化水素と水に変換する．

問 31 過酸化水素と Fe^{3+} から生成するヒドロキシラジカルはスーパーオキシドアニオンよりも高い細胞傷害性をもっている．

問 32 カタラーゼは，活性中心に鉄をもち，過酸化水素を水と酸素に変換する．

問 33 メタロチオネインは分子量 6,000 〜 7,000 のメチオニンを多く含む低分子タンパク質で，その構成アミノ酸には芳香族アミノ酸はない．

問 34 メタロチオネインは,生体内でカドミウムや水銀のような重金属と結合して,その毒性を軽減するだけでなく,活性酸素の消去にも関与すると考えられている.

問 35 メタロチオネインは,亜鉛やカドミウムなどの 2 価の金属とは結合するが,1 価や 3 価の金属とは結合しない.

問 36 メタロチオネインは,生理的条件下で,大部分は金属を結合していない遊離型の状態で存在する.

問 37 ビストリブチルスズオキシドなどの有機スズ化合物は,アンドロゲンをエストロゲンに変換するアロマターゼを阻害してエストロゲン生成を抑制することで,巻貝の雌化の原因であると考えられている.

問 38 ノニルフェノールエトキシレートは,生分解を受けて内分泌撹乱作用を示す物質を生じる可能性がある.

問 39 ポリカーボネート樹脂製の食品容器で食品を加熱すると,スチレンが食品中に移行することがある.

問 40 次の化合物は,化審法の第一種特定化学物質に指定されている.

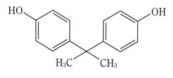

4-7 化学物質の毒性（有害物質）

問 41 次の化合物は，化審法の第一種特定化学物質に指定されている．

問 42 次の化合物は，化審法の第一種特定化学物質に指定されている．

問 43 CO のヘモグロビンに対する親和性は，酸素と同程度である．

問 44 エチレングリコールは，シュウ酸に代謝され，Ca^{2+} とのキレート結晶を析出し，遠位尿細管障害を誘発する．

問 45 ジエチルスチルベストロール，ビスフェノール A，ノニルフェノールは内分泌撹乱化学物質であり，エストロゲン受容体と結合してエストロゲン作用を示す．

問 46 DDT はアンドロゲン受容体と結合して抗アンドロゲン作用を現す．

問 47 大豆イソフラボンであるゲニステインは，植物性エストロゲンである．

346

問 48 フタル酸ジエチルヘキシル（DEHP）は，甲状腺ホルモンに作用することがある．

発展問題

問 49 ヒトでのダイオキシン類の亜急性中毒に関しては，中国におけるYu-Cheng 事件が知られている．

問 50 ダイオキシン類が AhR 受容体に結合すると，核外へ移行し，HSP90 と結合する．その後，転写活性を抑制する．

問 51 血液中のヘモグロビンの CO 結合型と O_2 結合型の比率は，両気体の大気中の分圧に反比例する．

問 52 青酸は，細胞内のミトコンドリアの電子伝達系成分であるシトクロム a/a_3 複合体の Fe^{2+} と結合して，この酵素活性を高める．

問 53 ニッケル，コバルトおよびマンガンはメタロチオネインの誘導を引き起こすが，メタロチオネインとはほとんど結合しない．

4-7 化学物質の毒性（有害物質） 解答

基本問題

問 1　×　紫外線による活性化は必要ない.

問 2　○

$$
\underset{\overset{|}{Cl}}{\overset{\overset{\displaystyle Cl}{|}}{H-C-Cl}} \longrightarrow \underset{Cl}{\overset{\displaystyle O}{\overset{\|}{C}}}{-Cl}
$$

問 3　×　ホルムアルデヒド.

問 4　○

問 5　×　報告されている.

問 6　×　ベンゼンは，白血球細胞など様々な血球数を減少させる．また，尿中フェノールと呼気中のベンゼンが曝露指標となる.

問 7　○

$$\underset{NH_2}{\bigcirc} \longrightarrow \underset{NHOH}{\bigcirc} \longrightarrow \underset{NO_2}{\bigcirc}$$

問 8　×　トルエンは，馬尿酸に代謝され尿中に排泄される.

問 9　×　中毒事故死の発生件数は，一酸化炭素中毒が最も多い.

問 10　×　ヘモグロビン（Fe^{2+}）に結合する.

問 11　×　硫化水素はシトクロムオキシダーゼ阻害作用を示す.

問 12　×　胃液で酸性になると青酸を遊離する.

問 13　○

問 14　×　シアン化物イオンは，シトクロム c オキシダーゼの Fe^{2+} より Fe^{3+} に親和性が高い.

問 15　○

問 16　×　発がん性も示す.

問 17　○

問 18 × DDT は有機塩素系農薬で,ダイオキシン類ではない.
問 19 ○ DDT.
問 20 × 800℃以上に保っている.
問 21 × 魚介類からの摂取が最も多い.
問 22 × ダイオキシン類の毒性は,毒性等価係数 (TEF) を用いて最も毒性の強い 2,3,7,8-TCDD (2,3,7,8-テトラクロロジベンゾ-p-ジオキシン) の量に換算した毒性等量 (TEQ) で表す.

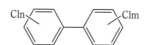

問 23 ○
問 24 × PCDF の毒性は PCB の数百倍で,カネミ油症の原因物質と考えられている.

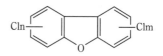

問 25 × 四塩化体 (2,3,7,8-TCDD) が最も毒性が高い.
問 26 × 微生物による分解は遅い.
問 27 ○. **問 28** ○
問 29 × 亜鉛ではなくセレンをもつ.
問 30 × 過酸化水素と酸素に変換する.
問 31 × 過酸化水素と Fe^{2+} から生成するヒドロキシラジカルはスーパーオキシドアニオンよりも高い細胞傷害性をもっている.
問 32 ○
問 33 × メチオニンではなく,システインである.
問 34 ○
問 35 × 結合する.
問 36 × 亜鉛と結合している状態で存在する.
問 37 × 雄化の原因となる.

4-7 解答

問 38 ◯

問 39 × ビスフェノール A が食品中に移行することがある.

問 40 × ビスフェノール A.

問 41 × ジエチルスチルベストロール.

問 42 ◯ トリブチルスズオキシド.

問 43 × CO のヘモグロビンに対する親和性は,酸素の約 250 倍である.

問 44 ◯ H_2C-OH
H_2C-OH

問 45 ◯

問 46 × DDT が代謝的活性化された DDE で認められる.

問 47 ◯,問 48 ◯

発展問題

問 49 ◯

問 50 × ダイオキシン類が AhR 受容体に結合すると,核内へ移行し HSP90 が解離する.その後,転写活性を抑制する.

問 51 × 血液中のヘモグロビンの CO 結合型と O_2 結合型の比率は,両気体の大気中の分圧に比例する.

問 52 × 青酸は,細胞内のミトコンドリアの電子伝達系成分であるシトクロム a/a_3 複合体の Fe^{3+} と結合して,この酵素を阻害する.

問 53 ◯

4-8 化学物質の毒性（麻薬・薬毒物）

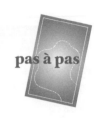

基本問題

問1 ブロムワレリル尿素は催眠剤として用いられ，急性毒性では，意識障害や呼吸抑制が現れる．尿中にほとんど未変化体として排泄される．

問2 トリアゾラムは，主に静脈内注射により摂取される．

問3 コカイン，アンフェタミンおよびメタンフェタミンは，中枢神経興奮作用を示す．

問4 大麻，モルヒネ，ヘロインおよびコデインは，中枢神経抑制作用を示す．

問5 大麻は主に吸煙により摂取される．

問6 バルビタールやフェノバルビタールは中枢神経抑制作用を示し，尿中にはほとんど代謝物が排泄される．

問7 バルビタールやフェノバルビタールは，精神および身体依存が認められ，耐性は認められない．

4-8 化学物質の毒性（麻薬・薬毒物）　　　*351*

問 8　コカインは，大麻草の葉に含まれる成分である．

問 9　コカインは速やかに代謝されるので，ほとんど尿中排泄されない．

問 10　覚せい剤原料は，いずれも塩基性の化合物である．

問 11　メタンフェタミンは，主に静脈内注射により摂取される．そのほかに，あぶり（加熱吸引法）や吸煙による摂取もみられる．

問 12　メタンフェタミンもアンフェタミンも，ほとんど代謝されるので，未変化体として尿中に排泄されない．

問 13　日本および欧米諸国で乱用されている覚せい剤は，主としてアンフェタミンである．

問 14　メタンフェタミンは，マオウに存在するアルカロイドである．

問 15　メタンフェタミンはエフェドリンに変化して排泄されるので，エフェドリンを主な分析対象とする．

問 16　メタンフェタミンおよびフェノバルビタールの薬物乱用を確認するために，尿中の未変化体を検出対象とする．

問 17　メタンフェタミンの尿中排泄は，酸性尿では遅く，アルカリ尿では速やかになる．

問 18　メタンフェタミンは，p-ニトロベンゼンジアゾニウムクロライドと反応する．

問 19 ヘロインは依存性，耐性が生じやすく，大部分がモルヒネのグルクロン酸抱合体として尿中に排泄される．

問 20 メコン酸は，アヘンの特異的成分であり，アヘンの確認法において重要な物質である．

問 21 パパベリンは，アヘンアルカロイドの一種であり，麻薬に指定されている．

問 22 アヘン摂取を確認するために，尿中のヘロインを検出する．

問 23 ヘロインはアルカロイドではなく，モルヒネから部分合成される．

問 24 ヘロインは，静脈内注射や吸煙，経口摂取される．

問 25 モルヒネは体内で速やかに代謝され，大部分がモルヒネ-6-グルクロニドとして尿中に排泄される．

問 26 ジアセチルモルヒネは，ケシに含まれている主要なアルカロイドである．

問 27 コデインの主な代謝物はコデイン-6-グルクロニドとして尿中に排泄される．

問 28 コデインは，モルヒネを経由してモルヒネグルクロニドの形で排泄されるので，尿の分析だけではコデインとモルヒネのいずれを使用したか区別できない．

4-8 化学物質の毒性（麻薬・薬毒物）　　353

問 29 コデインは，代謝を受けてモルヒネに変換され，鎮痛作用が増強される．

問 30 リゼルギン酸ジエチルアミド（LSD）も 3,4-メチレンジオキシメタンフェタミン（MDMA）も速やかに代謝される．

問 31 LSD は主に静脈内注射により摂取される．

問 32 MDMA および 3,4-メチレンジオキシアンフェタミン（MDA）は，覚せい剤と類似構造を有し，覚せい剤取締法で規制されている．

問 33 3,4-メチレンジオキシメタンフェタミン（MDMA）の主な代謝反応は，脱メチレン化である．

問 34 ヘロインの製造と使用は，あへん法で厳重に禁止されている．

問 35 テトラヒドロカンナビノールの主な代謝反応は，*N*-脱メチル化である．

問 36 LSD-25 とサイロシンは，いずれもトリプタミン構造を含む．

問 37 最近の薬物犯罪の法令別違反件数・人員では，覚せい剤取締法が最も多く，あへん法は最も少ない．

問 38 覚せい剤中毒の患者の治療に次の構造式の薬物を用いることがある.

問 39 次の化合物は，覚せい剤である.

問 40 次の化合物は，覚せい剤である.

問 41 次の化合物は，覚せい剤である.

4-8 化学物質の毒性（麻薬・薬毒物） *355*

問 42 最近 5 年間（平成 22 年以降）のわが国における，覚せい剤事犯の検挙人員全体のうち，約半数を占めているのは 30 歳未満である．

問 43 最近 5 年間（平成 22 年以降）のわが国における，覚せい剤事犯の検挙人員全体に占める初犯者の割合は，約 80％である．

問 44 次の基本骨格は，包括指定される指定薬物の基本骨格である．

問 45 次の基本骨格は，包括指定される指定薬物の基本骨格である．

問 46 大麻には，マリファナ，ハシッシュ，ハシッシュオイルがある．

問 47 LSD の中毒作用にはセロトニンが関与する．

356

発展問題

問 48 大麻とは，*Cannabis sativa* L. およびその製品で，その主成分であるテトラヒドロカンナビノール（THC）は速やかに代謝され，11-ヒドロキシ代謝物となり，THC の 20 倍の生理活性を示す．

問 49 大麻の検出法について，Δ^9-THC-11-oic acid のグルクロン酸抱合体の加水分解に水酸化ナトリウムおよび β-グルクロニダーゼが用いられる．

問 50 メタンフェタミンの中枢神経興奮作用は，*l*-体の方が *d*-体より約 10 倍強い．

問 51 コカインは，局所麻酔作用と強い中枢神経興奮作用をもち，強い精神依存や身体依存が形成されるが，耐性の形成はほとんどない．

問 52 コカインは，体内で代謝されてエクゴニンメチルエステルとベンゾイルエクゴニンになる．

357

4-8 化学物質の毒性（麻薬・薬毒物）　解答

基本問題

問 1　×　代謝は速く尿中に未変化体はほとんど排泄されない.

問 2　×　経口摂取される.

問 3　○,　**問 4**　○,　**問 5**　○

問 6　×　ほとんど未変化体で尿中に排泄される.

問 7　×　精神および身体依存も耐性も認められる.

問 8　×　コカインは，コカの葉に含まれるアルカロイドである.

問 9　○

問 10　×　酸性，中性，塩基性の化合物が存在する.

問 11　○

問 12　×　ほとんど未変化体で尿中に排泄される.

問 13　×　日本では，主としてメタンフェタミンが乱用されている.

問 14　×　合成品であり，アルカロイドではない.

問 15　×　メタンフェタミン摂取を確認するために，尿中の未変化体を検出する.

問 16　○

問 17　×　メタンフェタミンの尿中排泄は，酸性尿では速やかに，アルカリ尿で遅くなる.

問 18　×　アンフェタミンは *p*-ニトロベンゼンジアゾニウムクロライドと反応する.

問 19　○,　**問 20**　○

問 21　×　非麻薬である.

問 22　×　アヘンアルカロイドの代謝物を検出する.

問 23　○,　**問 24**　○

問 25　×　大部分がモルヒネ-3-グルクロニドとして，一部がモルヒネ-6-グルクロニドとして尿中に排泄される.

問 26　×　合成麻薬であり，アルカロイドではない.

解答

358

問 27 ○

問 28 × 区別できる.

問 29 ○

問 30 × MDMA は未変化体が排泄される.

問 31 × 経口摂取される.

問 32 × MDMA および MDA は，覚せい剤と類似構造を有し，麻薬
及び向精神薬取締法で規制されている.

問 33 ○

問 34 × 麻薬取締法で製造と使用が厳重に禁止されている.

問 35 × シトクロム P450 による水酸化反応である.

問 36 ○, 問 37　○

問 38 ○ ジアゼパム.

問 39 ○ フェニルプロパノール.

問 40 ○ エフェドリン.

問 41 ○ メチルエフェドリン.

問 42 × 30 歳未満の検挙人数は，約 18％である.

問 43 × 約 39％である.

問 44 ○ カチノン系物質.

問 45 ○ 合成カンナビノイド系物質.

問 46 ○, 問 47　○

発展問題

問 48 ○, 問 49　○

問 50 × メタンフェタミンの中枢神経興奮作用は，*d*-体の方が *l*-体より約 10 倍強い.

問 51 × 強い精神依存が形成されるが，身体依存や耐性の形成はほとんどない.

問 52 ○

4-9 化学物質の毒性 (臓器別)

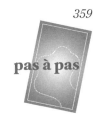

基本問題

問1 四塩化炭素,アセトアミノフェン,ハロタン,アフラトキシンB$_1$は,代謝的活性化されて肝障害を示す.

問2 テトロドトキシン,四エチル鉛,アクリルアミド,フェニル水銀,サリンなどは神経系に毒性を示す.

問3 シリカは肺症を,パラコートやジクワットは肺線維症を引き起こす.

問4 クロロキンは眼底黄斑の障害を引き起こし,視野狭窄がみられ,クロロキン網膜症といわれる.

問5 キノホルムは亜急性脊髄視神経症 (SMON) を引き起こす.

問6 アスベストは中皮腫,β-ナフチルアミンは肺がんを引き起こす.

問7 解熱鎮痛薬であるアセトアミノフェンは,肝細胞壊死を引き起こす.

360

問 8 マグネシウムや MPTP は脳内の黒質 – 線条体ドパミン神経細胞を選択的に傷害し，パーキンソン病様症状を引き起こす．

問 9 エチレングリコールは主にシトクロム P450 によってシュウ酸となり，遠位尿細管で尿中カルシウムと結合して，シュウ酸カルシウムの結晶によって尿路障害を引き起こす．

発展問題

問 10 細胞障害型の肝障害の特徴は，ビリルビンや ALP（alkaline phosphatase）の血中濃度増大である．

問 11 腎臓に毒性を示す化学物質として，糸球体障害をもたらす非ステロイド性抗炎症薬や近位尿細管障害をもたらすアミノ配糖系抗生物質，カドミウム，シスプラチンがある．

問 12 クロラムフェニコールは再生不良性貧血を，イソニアジドおよび鉛は鉄芽球性貧血を，アセトアニリドはメトヘモグロビン血症を引き起こす．

問 13 ニッケルおよびホルムアルデヒドはアレルギー性接触皮膚炎を，スルホンアミド類は光毒性皮膚炎を，ポルフィリン類は光アレルギー性接触皮膚炎を引き起こす．

問 14 ヘキサクロロ 1,3-ブタジエンは，肝臓でグルタチオン抱合され，腎臓で生成したメルカプツール酸の一部が β-リアーゼで活性チオール化合物を生成し，糸球体障害を引き起こす．

4-9 化学物質の毒性（臓器別） 解答

基本問題

問1 ○

問2 × フェニル水銀は無機水銀となるので腎障害を示す．

問3 × ジクワットの毒性は弱く，肺線維症は引き起こさない．

問4 ○，**問5** ○

問6 × β-ナフチルアミンは膀胱がんを引き起こす．

問7 ○

問8 × マグネシウムではなく，マンガンである．

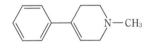

問9 × シトクロム P450 ではなく，アルコール脱水素酵素とアルデヒド脱水素酵素でシュウ酸に酸化される．

発展問題

問10 × 細胞障害型の肝障害の特徴は，AST（GOT）や ALT（GPT）の血中濃度の上昇である．

問11 ○，**問12** ○

問13 × ニッケルおよびホルムアルデヒドはアレルギー性接触皮膚炎を，ポルフィリン類は光毒性皮膚炎を，スルホンアミド類は光アレルギー性接触皮膚炎を引き起こす．

問14 × 特異的に近位尿細管障害を引き起こす．

4-10 中毒と処置

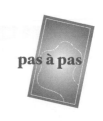

pas à pas

基本問題

問1 中毒事故死の発生件数が最も多いのは，二酸化炭素中毒によるものである．

問2 催眠薬などの医薬品による中毒事故件数は，農薬によるものより多い．

問3 強アルカリを経口摂取した場合の処置として胃洗浄を行う．

問4 強酸を経口摂取した場合の処置として重炭酸塩を投与する．

問5 強酸を経口摂取した場合の処置として胃洗浄を行う．

問6 急性中毒の処置として，緊急搬送されると，必ずすぐに胃洗浄を行って，毒物を排除する．

問7 化学物質を誤飲した直後の患者が痙攣を起こしており，緊急処置としてトコン（吐根）シロップを飲ませて化学物質を吐かせる．

問8 子供によるタバコの誤飲時には，救急処置としてすぐに牛乳を飲ませるとよい．

4-10 中毒と処置 363

問 9 強制利尿は吸収されていない毒物の排除法の1つである.

問 10 下剤や吸着剤は吸収されていない毒物の排除法の1つである.

問 11 血液吸着は，血液中の有害物質を吸着剤に接触させて除去する方法であり，タンパク結合性の強い薬物も効果的に除去できる.

問 12 活性炭は，消化管内の未吸収薬物の吸着には有効であるが，吸収された薬物の排泄促進には無効である.

問 13 服用してから時間が経っていた場合，腸洗浄を行って，吸収された毒物を排除する.

問 14 揮発性物質を誤飲した場合，排除法として催吐剤を使用する.

問 15 エタノールやエチレングリコール中毒時には，活性炭と緩下剤が有効である.

問 16 サリン中毒の場合，ジメルカプロールが有効である.

問 17 薬毒物中毒の対処法として，2-PAM はジクロルボスやカルバリルの急性中毒に有効である.

問 18 パラコート中毒の場合，高濃度の酸素吸入が有効である.

問 19 亜硝酸アミルは，シアンイオンをチオシアン酸に変換して解毒する.

問 20 チオ硫酸ナトリウムは，メトヘモグロビンを生成することにより，シアンの毒性を低減する．

問 21 水銀中毒の処置として D-ペニシラミンを投与する．

問 22 塩基性硫酸銅の解毒法として，D-ペニシラミンの投与が有効である．

問 23 キレート形成による解毒・拮抗薬として，銅には D-ペニシラミン，鉄にはデフェロキサミンがそれぞれ用いられる．

問 24 鉛中毒の治療に用いられるエデト酸カルシウムは，肝障害のある患者には禁忌である．

問 25 デフェロキサミンメシル塩は，慢性鉛中毒の治療に用いられるキレート剤である．

問 26 デフェロキサミンメシル塩は，3 価の鉄イオンとキレートを形成し，鉄の排泄を促進する．

問 27 ジメルカプロールは，ヒ素，メチル水銀，カドミウムに対してキレート形成し排泄を促進する．

問 28 ジメルカプロールは，分子内に SH 基が存在せず，ヒ素や水銀などの重金属とキレートを形成して体外排泄を促進する．

問 29 ニトロベンゼン中毒を起こした患者に対して，プルシアンブルーを静脈注射し，3 価のヘムを還元してヘモグロビンの酸素結合能を回復させる．

4-10　中毒と処置

問 30 有機塩素系農薬を誤飲した患者に対して，吸着剤としてコレスチラミンを摂取させ，排泄を促進する.

問 31 次の薬物は有機リン系農薬中毒の治療に用いられる.

問 32 次の医薬品は，メタミドホスの急性中毒の治療に用いられる.

問 33 ベンゾジアゼピン系薬物を多量服用した患者に対して，ベンゾジアゼピン受容体の拮抗剤であるフィゾスチグミンを投与する.

問 34 モルヒネ中毒では，麻薬拮抗薬であるナロキソンがオピオイド受容体に作用する.

問 35 次の医薬品は，ジアゼパムの急性中毒の治療に用いられる.

問 36 フェノバルビタールの過剰摂取による中毒症状に対して，消化管からの吸収を阻害する目的で活性炭の反復経口投与が行われる．

問 37 メタノール中毒処置として，メタノールよりもアルコール脱水素酵素の親和性が高いエタノールを用いる．

問 38 炭酸水素ナトリウム投与は，代謝性アシドーシスを防止する目的で，メタノールの中毒患者に使用される．

問 39 メタノール中毒の患者に対する治療として，葉酸投与は適切である．

問 40 血液透析は，メタノールの排泄を抑制するために，メタノール中毒の患者に対する治療として不適切である．

問 41 *N*-アセチルシステインはアセトアミノフェンのグルクロン酸抱合による代謝を促進して，毒性を軽減する．

問 42 塩酸ピリドキシンは，イソニアジドによる末梢神経障害の治療に用いられる．

問 43 アセトアミノフェン中毒の場合，*N*-アセチルシステインが有効である．

問 44 次の医薬品は，アンフェタミンの急性中毒の治療に用いられる．

4-10 中毒と処置 *367*

問 45 リチウム中毒には，エデト酸カルシウムが有効である．

問 46 メタンフェタミン中毒の治療に次の医薬品を用いるのは，中枢神経の受容体に特異的に拮抗する作用のためである．

問 47 DDT や塩化メチル水銀は，電子捕獲イオン化検出器で高感度に検出される．

問 48 メタンフェタミンは，ガスクロマトグラフ法で高感度に検出される．

問 49 トルエンは，電子捕獲イオン化検出器で高感度に検出される．

問 50 有機リン系殺虫剤は，ガスクロマトグラフ法では定性・定量できるが，コリンエステラーゼ活性試験では定性・定量できない．

問 51 モルヒネと LSD は，ヨウ化白金酸カリウム試薬と反応しない．

問 52 シモン反応によりアンフェタミンは，青〜紫を呈色する．

問 53 マルキス反応では，アンフェタミンは呈色するが，メタンフェタミンは呈色しない．

368

問 54 マルキス反応で覚せい剤の種類を特定することができる.

問 55 MDMA, アンフェタミン, メタンフェタミンはドラーゲンドルフ試薬に陽性を示す.

問 56 アルカロイドは, 茶やコーヒーとともに摂取すると, 毒性が顕著に増加する.

発展問題

問 57 血液透析法では小分子（分子量が500までのもの）の, 血液ろ過法では中分子（分子量 500〜5,000）〜低分子タンパク質（分子量 10,000〜55,000）の除去に適している.

問 58 シアンの解毒薬として, ジコバルト–EDTA がある.

問 59 ベメグリドは, ヘパリン過量投与時の中和や血液体外循環後のヘパリン作用の中和に用いられる.

問 60 ウィルソン病治療には, 塩酸トリエチレンを用いることがある.

解答

4-10　中毒と処置　解答

基本問題

問 1　×　一酸化炭素中毒である.

問 2　×　少ない.

問 3　×　強アルカリを経口摂取した場合の処置として胃洗浄は禁忌である.

問 4　×　強酸を経口摂取した場合の処置として重炭酸塩の投与は禁忌である.

問 5　×　強酸を経口摂取した場合の処置として胃洗浄は禁忌である.

問 6　×　服用した時間や物質によって，胃洗浄無効あるいは禁忌の場合がある.

問 7　×　痙攣を起こしている場合，催吐剤は禁忌.

問 8　×　まずは吐かせることが原則である．牛乳により，かえって吸収を高める場合もある.

問 9　×　吸収された毒物の排除法である.

問 10　○．**問 11**　○

問 12　×　薬物の排泄促進作用も有する.

問 13　×　吸収されていない毒物を排除する.

問 14　×　催吐剤の使用で揮発して，薬毒物が再び呼吸器から取り込まれてしまう.

問 15　×　アルコール類，強酸・強塩基，金属類などは活性炭に吸着しないので，無効である.

問 16　×　アトロピンおよび 2-PAM が有効である.

問 17　×　カルバリルには無効である.

問 18　×　酸素吸入は，パラコートラジカルによる活性酸素産生を亢進するので禁忌である.

問 19 × 亜硝酸アミルは，メトヘモグロビンを生成することにより，シアンイオンをシアノメトヘモグロビンとして，シアンの毒性を低減する．

問 20 × チオ硫酸ナトリウムは，シアンイオンをチオシアン酸に変換して解毒する．

問 21 ○，**問 22** ○，**問 23** ○

問 24 × 腎障害のある患者に慎重投与である．

問 25 × 鉄中毒の治療に用いられる．

問 26 ○

問 27 × ジメルカプロールは，メチル水銀の中枢神経障害やカドミウムの腎毒性を強めてしまう．

問 28 × ジメルカプロールは，分子内に SH 基が存在する．

問 29 × プルシアンブルーではなく，メチレンブルーである．

問 30 ○

問 31 ○ 構造式はアトロピンでムスカリン性アセチルコリン受容体を競合的に阻害するので，有機リン系農薬やカルバメート系農薬中毒の治療薬として用いる．

問 32 ○ 構造式はプラリドキシムヨウ化メチルで，有機リン系農薬の解毒剤として用いられる．

問 33 × フィゾスチグミンではなく，フルマゼニルである．

問 34 ○

問 35 × 構造式はナロキソンで，オピオイド μ 受容体に拮抗し，モルヒネの中毒作用を軽減する．

問 36 ○

問 37 ○ メタノールの代謝産物であるギ酸やシュウ酸の生成を阻害する．

問 38 ○，**問 39** ○

問 40 × メタノールの排泄を促進するために，治療に用いられる．

4-10 解答

問 41 × *N*-アセチルシステインはグルタチオン前駆体であるので，アセトアミノフェンの代謝的活性化体のグルタチオン抱合を促進する．

問 42 ○，**問 43** ○

問 44 × 構造式はアセチルシステインで，アセトアミノフェンの解毒代謝を促し，中毒作用を軽減する．

問 45 × エデト酸カルシウムは，鉛中毒時に有効である．

問 46 × 構造式はジアゼパムで，メタンフェタミンによる中枢神経興奮作用を抑制するために用いられるが，特異的な受容体での拮抗作用はない．

問 47 ○

問 48 × イムノクロマトグラフ法が用いられる．

問 49 × 水素炎イオン化検出器や熱伝導度検出器が用いられる．

問 50 × コリンエステラーゼ活性試験でも定性・定量できる．

問 51 × 反応する．

問 52 × メタンフェタミンが反応する．

問 53 × メタンフェタミンも呈色する．

問 54 × 特定することはできない．

問 55 × アンフェタミンは陰性である．

問 56 × アルカロイドは，茶やコーヒーとともに摂取すると，タンニン酸により沈殿が生じ，毒性が減少することが知られている．

発展問題

問 57 ○，**問 58** ○

問 59 × 硫酸プロタミンは，ヘパリン過量投与時の中和や血液体外循環後のヘパリン作用の中和に用いられる．

問 60 ○

4-11 電離放射線

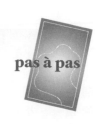

基本問題

問1 等価線量および実効線量の単位はシーベルト（Sv）で，照射線量および吸収線量はグレイ（Gy）を用いる．

問2 実効線量とは，物理的な測定値ではなく，放射線による発がんと遺伝的影響を評価するために用いられる線量である．

問3 1ベクレル（Bq）は，1分間当たりの崩壊数が1個であるときの放射能の量である．

問4 生体への影響を考慮した電離放射線の実効線量の単位は，シーベルト（Sv）である．

問5 生体組織の電離放射線に対する感受性は，造血組織や神経組織で高く，次いで皮膚や小腸，さらに低いのは筋肉や脂肪組織である．

問6 体内被曝時の生物学的効果は放射線の電離能力に依存するので，危険性はγ線またはX線が高い．

4-11 電離放射線   *373*

問 7　体外被曝時の生物学的効果は放射線の電離能力に依存するので，危険性は γ 線または X 線が高い．

問 8　自然放射線には，地球外からの宇宙線，身の回りの大地からの放射線，人体内の自然放射性核種からの放射線があり，その被曝線量は 1 人当たり 2.4 mSv/年である．

問 9　天然放射性核種である ^{40}K や ^{222}Rn は，食物とともに人体に摂取され，体内被曝の主要源である．

問 10　食品中に含まれる ^{40}K は，核分裂に由来する．

問 11　環境中の人工放射性核種には，^{90}Sr，^{137}Cs，^{131}I，^{239}Pu があり，すべて核分裂生成物で，半減期が非常に長い．

問 12　体内に摂取された ^{137}Cs や ^{40}K は全身に分布するが，^{90}Sr や ^{226}Ra は骨に集積する．

問 13　放射線の生体への影響のうち，身体的影響である晩発障害には遺伝病がある．

問 14　放射線による身体への影響は，主に被曝後比較的短時間のうちに現れる急性障害である．

問 15　体内に取り込まれた放射性核種の有効半減期 (T_e) は，物理学的半減期 (T_p) と生物学的半減期 (T_b) により次のように表すことができる．$1/T_e = 1/T_p + 1/T_b$

問 16 同じ吸収線量でも低線量率・長期間照射は，高線量率・短期間照射よりも生体影響が大きくなる．

問 17 放射性核種 X の γ 線に対する鉛の半価層は 1.25 cm である．3.75 cm の鉛板を用いることによって，X の線量率を 3 分の 1 に減らすことができる．

問 18 α 壊変の結果，親核種は原子番号が 2，質量数が 4 減少した娘核種となる．

問 19 α 壊変は原子核からヘリウムの原子核が放出される壊変で，一般にウランやラジウムなどの質量数の大きな原子核で起こる．

問 20 α 壊変では，陽子 2 個と中性微子（ニュートリノ）2 個が放出される．

問 21 α 線は，磁場の影響を受けずに直進する．

問 22 β⁻ 崩壊の結果，親核種は原子番号が 1 減少し，質量数は親核種と同じ娘核種となる．

問 23 γ 線放射の前後では，原子番号が 1 増えた娘核種となる．

問 24 γ 線は，正電荷の電子線である．

問 25 γ 線は，電荷をもった粒子線である．

問 26 X 線の本体は，原子核内で起こるエネルギー準位間の遷移により放出される電磁波である．

4-11 電離放射線

問 27 γ線はX線と同じく電磁波の一種であるが，その波長は一般にX線よりも長い．

問 28 α線が物質と相互作用すると，飛跡はジグザグ状になり後方散乱がみられる．

問 29 β^+線は放射された後，運動エネルギーを失った状態で電子と結合して消滅し，消滅放射線が放射される．

問 30 低エネルギーのγ線が軌道電子の1つに全エネルギーを与えて電子を殻外に放出し，自身は消滅する現象をコンプトン効果という．

問 31 GM計数管は，放射線が物質を励起する性質を利用して放射能を測定する装置である．

問 32 液体シンチレーションカウンターは，ソフトβ線の放射線量の測定に用いられる．

問 33 ^{99m}Tcは天然には存在せず，核異性体転移によって壊変し，γ線を放出する．

問 34 $^{99m}TcO_4^-$は，PETによる脳血流量測定などに用いられる．

問 35 ^{90}Srは，筋肉に蓄積する．

問 36 ^{90}Srと^{90}Yの間には，放射平衡が成り立つ．

問 37 ^{137}Csは消化管から吸収され，骨に沈着する．

問 38 ^{90}Y は β^- 線を放出し，その半減期は約 1 週間である．また，神経組織に特異的に効果を示す．

問 39 実効（有効）半減期は，^{134}Cs に比べて ^{137}Cs の方が長い．

	^{134}Cs	^{137}Cs
物理学的半減期	2 年	30 年
生物学的半減期	90 日	90 日

問 40 ^{131}I は，甲状腺に蓄積する．

問 41 原子力発電所の事故で飛散した ^{131}I は，畜産食品の汚染原因となることがある．

問 42 ^{131}I は核分裂生成物であり，葉菜類や牛乳から人体に取り込まれ，甲状腺に集積し，障害を与える．

問 43 Na^{131}I の経口投与により，甲状腺に集積した ^{131}I は，β^- 線を放出するため，甲状腺がんの治療に用いられる．

問 44 乳児や幼児における ^{131}I の生物学的半減期は，成人の半減期より短い．

問 45 じゃがいもの発芽防止の目的で，^{90}Sr の β 線照射が利用される．

問 46 ^{18}F-フルオロデオキシグルコースは，PET 検査によるがん診断に用いられている．

4-11 電離放射線 377

問 47 *in vivo* 放射性医薬品に使用される核種は，半減期が短く，体外からの検出が容易である α 線を放出するものである．

問 48 放射性医薬品の診断薬には α 線放出核種が，治療薬には γ 線放出核種が望ましい．

問 49 PET-CT 検査実施時に，検査薬として ^{18}F-フルデオキシグルコースを用いた．体内分布を測定するために陽電子を測定した．

問 50 ^{67}Ga-クエン酸は，シンチグラフィーなどの悪性腫瘍や炎症性病変の診断に用いられる．

問 51 ^{15}O-酸素ガスは，シンチグラフィーなどの甲状腺機能検査などに用いられる．

問 52 ^{123}I-3-ヨードベンジルグアニジンや ^{18}F-フルデオキシグルコースは悪性腫瘍の診断に利用される．

問 53 クリプトン（^{81m}Kr）は，局所肺血流検査や局所脳血流検査に用いられる．

問 54 塩化インジウム（^{111}In）注射液は，再生不良性貧血などの骨髄疾患の診断に用いられる．

発展問題

問 55 γ 線や X 線は高 LET 放射線であり，低 LET 放射線に比べ生体への影響が小さい．

378

問 56 放射線の生体に対する作用は，酸素分圧や温度が高いと大きく，チオール化合物が共存すると小さくなる．

問 57 ^{99m}Tc は *in vivo* 放射性医薬品の核種として，シンチグラフィーなどの疾病の診断に多く用いられている．

問 58 ^{99m}Tc は半減期が約 8 日と非常に短いので，ミルキングによって製造されることが多い．

問 59 シングルフォトン断層撮影法（SPECT）は陽電子を放出する短半減期核種で標識した薬剤を体内に投与し，標識された陽電子が生体成分と反応して放出する消滅 γ 線を測定する．

問 60 ポジトロン断層撮影法（PET）は γ 線を放出する核種で標識した医薬品を臓器に集積させ，放出する γ 線を測定し画像化する方法である．

問 61 牛乳中の ^{131}I は，陽イオン交換樹脂で濃縮・分離できる．

問 62 ^{131}I は γ 線のみ放出し，半減期が約 13 時間と短いので，*in vivo* 放射性医薬品の核種として，シンチグラフィーなどの疾病の診断に多く用いられている．

問 63 半減期が ^{131}I よりも長い ^{125}I は，γ 線と X 線を放出し，ラジオイムノアッセイなどに利用される．

問 64 β^+ 線を放出する ^{18}F は，半減期がきわめて短いので，病院内のサイクロトロンを用いて製造される．

379

4-11 電離放射線 解答

基本問題

問 1 × 照射線量は C/kg.

問 2 ○

問 3 × 1秒当たりの崩壊数が1個.

問 4 ○

問 5 × 神経組織は感受性が最も低い.

問 6 × α線＞β線＞γ線またはX線なので，α線である.

問 7 × 放射線の透過力に依存するのでα線＜β線＜γ線またはX線である.

問 8 ○

問 9 × ^{222}Rnは地殻から大気中に飛散し，呼吸器から取り込まれる.

問 10 × 天然放射性核種である.

問 11 × ^{90}Sr，^{137}Cs，^{131}Iは核分裂生成物で，^{131}Iの半減期は8日と短い.

問 12 ○

問 13 × 放射線の生体への影響のうち，身体的影響である晩発障害には白内障およびがんがある.

問 14 × 長い潜伏期を経て晩発障害も現れる.

問 15 ○

問 16 × 照射中に傷害回復機構が働くので，生体影響は小さくなる.

問 17 × 8分の1に減らすことができる.

問 18 ○, **問 19** ○

問 20 × 陽子2個と中性子2個.

問 21 × 磁場の影響を受ける.

問 22 × β^-崩壊の結果，親核種は原子番号が1増加し，質量数は親核種と同じ娘核種となる.

問 23 × 核種の原子番号も質量数も変化しない.

解答

380

問 24 × 電磁波である.

問 25 × 電磁波である.

問 26 × X線の本体は, 原子核外で起こるエネルギー準位間の遷移に
より放出される電磁波である.

問 27 × 短い.

問 28 × 飛跡は直線状になる.

問 29 ○

問 30 × 低エネルギーの γ 線が軌道電子の1つに全エネルギーを与
えて電子を殻外に放出し, 自身は消滅する現象を光電効果と
いう.

問 31 × GM計数管は, 放射線が物質を電離する性質を利用して放射
能を測定する装置である.

問 32 ○, 問 33 ○

問 34 × シンチグラフィーなどの甲状腺機能検査などに用いられる.

問 35 × 骨に蓄積する.

問 36 ○

問 37 × 全身(筋肉)に蓄積する.

問 38 × 半減期は約64時間である. 肝臓, 脾臓および骨髄などへ集
積性を有する.

問 39 ○

問 40 ○, 問 41 ○, 問 42 ○, 問 43 ○, 問 44 ○

問 45 × ^{60}Co の γ 線照射.

問 46 ○

問 47 × 患者の被曝線量が少ない低エネルギー γ 線放出核種または特
性X線放出核種である.

問 48 × 放射性医薬品の診断薬には γ 線放出核種が, 治療薬には β^-
線放出核種が望ましい.

問 49 × 消滅放射線を測定する.

問 50 ○

4-11 解答

問 51 × PET による脳血流量測定などに用いられる.

問 52 ○, 問 53 ○, 問 54 ○

発展問題

問 55 × γ線やX線は低 LET 放射線であり，高 LET 放射線に比べ生体への影響が小さい.

問 56 ○, 問 57 ○

問 58 × ^{99m}Tc は半減期が6時間と非常に短いので，ミルキングによって製造されることが多い.

問 59 × SPECT はγ線を放出する核種で標識した医薬品を臓器に集積させ，放出するγ線を測定し画像化する方法である.

問 60 × PET は陽電子を放出する短半減期核種で標識した薬剤を体内に投与し，標識された陽電子が生体成分と反応して放出する消滅γ線を測定する.

問 61 × 陰イオン交換樹脂で濃縮・分離できる.

問 62 × ^{131}I ではなく，^{123}I である.

問 63 ○, 問 64 ○

緒方　文彦（おがた　ふみひこ）

近畿大学薬学部公衆衛生学研究室准教授

2005年	近畿大学薬学部卒業
2007年	近畿大学大学院薬学研究科博士前期課程修了
2010年	近畿大学大学院薬学研究科博士後期課程修了
2010年	近畿大学薬学部助教
2015年	近畿大学薬学部講師

2021年より現職

専門：環境衛生学

阪南市出身．趣味は，音楽・映画鑑賞，スポーツ．

川﨑　直人（かわさき　なおひと）

近畿大学薬学部公衆衛生学研究室教授

1993年	近畿大学大学院薬学研究科博士前期課程修了
1993年	近畿大学実験助手
1998年	近畿大学より博士（薬学）授与
2002年	近畿大学薬学部講師
2007年	近畿大学薬学部准教授

2010年より現職

専門：公衆衛生学

大阪府出身．「為せば成る」という強い信念と「Fighting 魂」を持った若手を育成したいと考えている．IT や音楽の最新情報は大好きだが、流行が嫌い．趣味はコンサート，旅行．

渡辺　徹志（わたなべ　てつし）

京都薬科大学生命薬学系・公衆衛生学分野教授

1982年	京都薬科大学薬学部卒業
1984年	静岡薬科大学大学院薬学研究科修士課程修了
1984年	静岡県　奉職
1985年	京都薬科大学助手
1991年	京都薬科大学より薬学博士授与
1993-94年	ノースカロライナ大学，米国環境保護局博士研究員
1998年	京都薬科大学講師
1999年	京都薬科大学助教授
2007年	京都薬科大学准教授

2009年より現職

専門：環境衛生学，公衆衛生学

浜松市出身．趣味はジョギング（花粉症なため季節限定ジョガー），スローステップ運動，英語．

京都廣川 "パザパ" 薬学演習シリーズ ⑪
衛 生 薬 学 演 習 〔第 3 版〕

定価（本体 3,600 円＋税）

2012 年 4 月 1 日　初版発行 ©
2014 年 7 月 26 日　第 2 版発行
2018 年 8 月 15 日　第 3 版発行
2024 年 8 月 26 日　4 刷発行

共　著　者	緒 方 文 彦
	川 﨑 直 人
	渡 辺 徹 志

発　行　者　廣 川 重 男

製 版・印 刷　日本ハイコム
製　　　　本

表紙デザイン　㈲羽鳥事務所

発行所　京 都 廣 川 書 店

　　　　東京事務所　東京都千代田区神田小川町 2-6-12 東観小川町ビル
　　　　　　　　　　TEL 03-5283-2045　FAX 03-5283-2046
　　　　京都事務所　京都市山科区御陵中内町　京都薬科大学内
　　　　　　　　　　TEL 075-595-0045　FAX 075-595-0046

URL：https://www.kyoto-hirokawa.co.jp/

ISO14001 取得工場で印刷しました